KB234977

물로 10년 더 **건강**하게 사는 법

이승남 박사의 건강하게 물 마시기 프로젝트

머리말

화초는 물을 주지 않으면 죽는다. 수분이 부족해 말라 죽는 것이다. 반대로 물을 너무 많이 줘도 죽는다. 넘치는 물을 감당하지 못해 뿌리째 썩는 것이다. 비단 식물뿐 아니라 살아 있는 것은 무엇이나 마찬가지다. 수분이 균형을 이루고 있어야 건강하게 살 수 있다. 이는 곧 노화와 질병의 원리이며, 치유의 원리이기도 하다.

늙으면 마른다. 키가 작아지고 몸이 왜소해지는 것은 물론 일단 피부부터 건조해져서 거칠고 주름이 많아진다. 갓 태어난 아기는 몸 전체의 90% 정도가 수분이다. 하지만 살아가는 동안 체내 수분은 점점 줄어들어 노인이 되면 몸 안의 수분은 55~60% 밖에 안 된다. 그래서 매끄럽고 탄력적이었던 피부에 주름이 생기고 거칠어지는 것이다. 김치를 담글 때 배추에 소금을 뿌려 절이면 삼투압 현상으로 배추에 있던 수분이 빠져나와 배추가 쭈글쭈글해지는 것처럼, 체내의 수분이 빠져나와 우리 몸도 주름지고 병들게 되는 것이다.

가족 중 누군가 아파 병원에 입원하면 보호자가 해야 할 일 중 가장 중요한 것이 있다. 바로 언제 무엇을 얼마나 먹었는지, 화장실에는 언제 갔으며 대소변을 얼마나 보았는지를 기록하는 일이다. 음식과 음료, 과일 등을 통해 섭취한 수분의 양이 땀과 대소변을 통해 몸 밖으로 배출된 수분의 양과 균형을 이뤄야 하기 때문이다. 수분 균형은 환자의 몸 상태가 균형을 이루고 있는지를 알려주는 중요한 지표이다. 마신 만큼 배출하지 못한다는 것은 잉여 수분이 몸 안에 쌓여 있다는 것이며, 이는 정작 필요한 곳에는 수분이 도달하지 못했음을 보여주는 것이다. 그래서 수분 균형은 환자의 몸 상태와 회복 정도를 알려주는 중요한 지표가 된다.

한편 몸속에 수분이 충분함에도 불구하고 그 수분들이 제자리를 찾아가지 못해 세포 안팎의 균형이 깨진 경우가 있다. 이는 다른 수분 불균형의 상황보다 더 나쁘다. 이 때의 몸은 물을 많이 마셔도 체내 건조가 계속되는데, 물을 많이 마시고 있기 때문에 수분이 부족할 것이라고는 생각을 안 하므로 체내 건조가 더욱 가속화되는 악순환이 반복되기 때문이다. 피부가 건조하고 마르는 것을 넘어 몸 속이 마르면 각종 질병과 노화의 원인이 된다.

이 책에서 필자는 수분 균형이 왜 중요한지, 우리 몸속의 수분이 균형을 이루지 못해 체내 건조 상태가 되면 어떤 증상이 나타나는지를 짚어볼 것이다. 그리고 수분 균형을 지키려면 어떻게 해야 하는지 해법을 알려줄 것이다. 이제 책장을 넘기며 각자 몸 속의 수분이 어떤 상태인지 가늠해보자. 그동안 물이 부족하다며 아우성친 몸의 경고에도 귀를 기울여보자. 책을 덮을 즈음엔 당신의 생활 습관이 수분 균형을 맞출 수 있도록 변해 있기를 바란다.

이승남

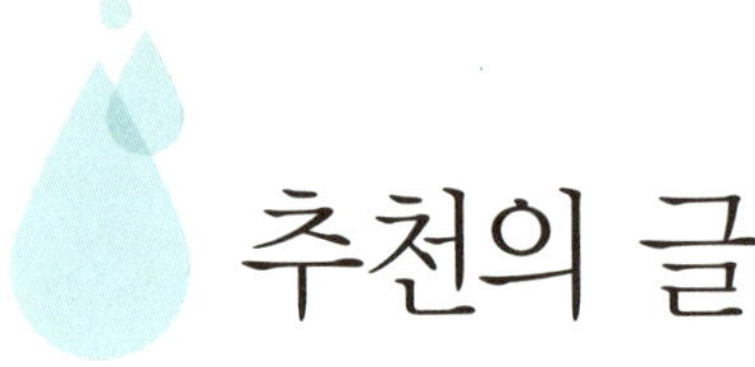

추천의 글

이 책은 질병을 예방하고 최적의 건강상태를 유지하기 위해 지혜롭게 물을 마시는 방법에 대해 알기 쉽게 설명하고 있다. 물에 대한 잘못된 지식과 편견이 많은 이들의 건강을 위협하고 있는 이 시대에 전 국민의 건강 증진에 큰 도움이 될 것으로 기대한다.

강재헌 (서울백병원 가정의학과 교수)

우리 몸은 60~70%가 물로 되어 있다. 그만큼 물이 차지하는 부분이 크지만, 물의 중요성에 대한 논의는 많지 않았다. 이 책은 우리가 먹고 마시는 것 중에서 가장 기초가 되는 물에 관한 상식과 전문지식을 알기 쉽게 설명하고 있다. 특히 목이 마르면 음료수가 아닌 물을 마시라는 저자의 주장은 정곡을 찌르는 것이다.

조비룡 (서울대학교 가정의학과 교수)

요즘 미디어와 인터넷에는 각종 건강정보가 쏟아져 나온다. 이제는 건강정보도 옥석을 가려서 접해야 할 시기다. 그래서 가정의학을 전공한 이승남 원장의 해박한 건강지식을 고스란히 담은 이 책이 더 돋보인다.

김철중 (조선일보 의학전문 기자)

각종 신문과 방송을 통해 먹을거리의 중요성과 효용을 알기 쉽게 설명해 '국민건강 주치의'로 불리는 이승남 원장이 이번에는 물에 대해 알려준다. 사소한 습관에서부터 건강을 지켜나가는 방법을 강조해온 그이기에 좋은 물을 가려서 마시라는 조언이 더욱 피부에 와닿는다.

박용우 (리셋클리닉 원장)

이승남 원장은 박학다식하다. 10년 경력의 의학기자로서 관련 기사를 쓰다 막힐 때 이승남 원장에게 전화로 물으면 여지없이 답이 나온다. 이 책을 읽으면서 그의 폭넓은 지식 수준을 다시 한번 느꼈다.

권대익 (한국일보 의학전문 기자)

그동안 방송을 통해 어렵고 딱딱한 의학정보를 알기 쉽고 재미있게 풀어내는 데 유감없이 능력을 발휘해온 이승남 박사가 책을 냈다. 이번엔 물 이야기를 다루었다. 물 속에 이렇게 다양한 정보가 숨어 있는지 놀랍기만 하다. 국민 주치의로 발돋움한 이승남 박사의 책을 통해 교양도 쌓고 건강도 챙기시기 바란다.

홍혜걸 (전 중앙일보 의학전문 기자·방송인)

차례

1장   물을 마셔도 몸은 왜 건조해지는가?

목마른 김 과장의 하루 'I'm still thirsty!' • 014

그래도 김 과장은 목마르다 • 017

우리 몸속 커다란 물독과 작은 물독 • 020

물을 많이 마셔도 물독에 물이 부족한 이유 • 024

물이 부족하면 질병과 노화가 찾아온다 • 028

성장단계에 따른 체내 수분 감소량 • 032

2장   물에 관한 잘못된 건강 상식

물은 많이 마실수록 좋다? • 042

염분은 되도록 섭취하지 않는 것이 좋다? • 045

촉촉한 피부를 위해 샤워 후에는 보습제를 발라야 한다? • 047

아침을 반드시 먹을 필요는 없다? • 050

목욕은 오래 할수록 좋다? • 052

땀을 흘리기 위해 옷을 껴입고 운동하는 것이 좋다? • 054

정수기 물은 좋고 수돗물은 나쁘다? • 056

물을 끓여서 먹는 것이 좋다? • 058

물은 운동 전보다 운동 후에 마셔야 한다? • 059

스팀 마사지는 피부에 좋다? • 060

3장 온몸으로 느끼는 체내 건조

수분 부족이 몸과 마음에 미치는 영향 • 062
건조 증상을 나타내는 우리 몸의 신호 • 063

4장 체내 건조를 막는 물 마시기

물, 어떻게 마셔야 하나 • 076
물이 필요한 생활을 해라 • 078
약간 차게 마셔라 • 081
타이밍이 중요하다 • 083
물과 기호음료를 착각하지 마라 • 086
좋은 물의 조건 • 090
물 마시는 자세 • 094
알고 마시면 더 좋은 물 • 096

5장 몸이 촉촉해지는 생활실천법

웃기 • 104
운동법 • 106
목욕법 • 116
수면법 • 128
옷 입기 • 130
호흡법 • 131

6장　촉촉해지는 제철 식품

촉촉하게 만드는 네 가지 조건 • 134

봄 • 136

여름 • 142

가을 • 152

겨울 • 160

사계절 • 165

건조한 음식 • 177

7장　질병별 건조 대책

물만 잘 마셔도 건강을 지킬 수 있다 • 188

고혈압 • 190

당뇨병 • 192

고지혈증·심장질환 • 194

비만 • 196

요통·무릎 통증 • 199

골다공증 • 201

갱년기 장애 • 203

잦은 소변 • 205

노안 • 206

기미·주름 • 207

대머리·탈모 • 208

불면증 • 210

성 기능 저하 • 212

불안증·우울증 • 214

암 • 216

아토피 • 219

여드름 • 221

Plus 정보

수분과 피부미용 • 039

온천의 종류 • 53

물과 몸의 지나친 영양은 병을 부른다 • 055

말을 많이 하면 왜 목이 마를까? • 074

물은 생존의 관건 • 080

건강에 좋은 물 마시기 • 082

시간대 별 물 마시기 요령 • 085

물의 종류 • 089

생활 속에서 하는 짬짬 운동법 • 115

몸에 좋은 아로마 치료법 • 126

암에 좋은 음식 • 218

건강을 챙기는 사람은 많지만
우리 몸에서 가장 중요한 물을 챙기는 사람은 없다.
우리가 마시는 물에 대해 올바르게 알고
제대로 마시는 것이 건강을 지키는 첫걸음이다.

01

물을 마셔도
몸은 **왜**
건조해지는가?

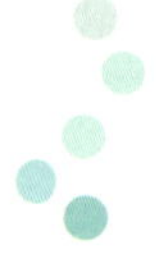

목마른 김 과장의 하루
'I'm still thirsty!'

김 과장은 잠자리에서 일어나자마자 홍삼 원액 한 포를 마신 후 운동복으로 갈아입고 조깅을 하러 나간다. 저녁운동보다는 공복 상태에서 하는 아침운동이 간에 저장된 지방을 분해하는 데 더 효과적이기 때문. 게다가 약속이 많은 저녁시간보다 아침에 운동을 하면 운동을 거르지 않을 수 있어 규칙적인 생활에도 도움이 된다.

　본격적인 달리기에 앞서 지방분해 효과를 높여준다는 기능성 음료를 한 포 마신다. 30여 분을 달리며 흠뻑 땀을 흘린 후 간단한 스트레칭으로 몸을 풀고 집으로 들어온 그는 곧장 샤워를 한다. 땀 흘린 후 하는 샤워와 찬물 한 잔, '이게 바로 천국이지'라고 생각하며 잠시 행복함을 만끽한 김 과장은 쾌변을 약속한다는 유산균 음료를 마시며 출근 준비를 한다. 함께 배달된 우유는 출근 운전길 짬짬이 한 모금씩 식도를 타고 흐르며 아침을 대신한다.

출근하니 책상 위에는 시원한 물방울이 송골송골 맺힌 녹즙이 배달돼 있다. 운동 중 땀으로 손실된 미네랄도 보충할 겸, 하루 종일 활력을 돋우는 비타민도 섭취할 겸 김 과장은 매일 아침 배달된 녹즙을 마신다. 다양한 채소와 과일이 종류를 바꿔가며 배달되기 때문에 질릴 겨를도 없이 맛있고 상큼하게 하루를 시작할 수 있다.

08:30 AM

본격적인 업무에 앞서 김 과장은 텀블러 가득 뜨거운 물을 받은 후 티백을 살짝 띄운다. 오늘의 차는 옥수수수염차다. 구수한 옥수수 향과 함께 달콤한 끝맛도 좋지만, 이뇨작용이 있어 다이어트에도 효과적이어서 여직원들도 즐기는 차다. 대부분의 업무 시간을 잦은 회의와 전화 통화로 보내다 보니 틈틈이 목과 입을 축여야 하기 때문이다. 어차피 마실 물이라면 몸에도 좋고 맛도 좋은 차를 선택한다.

12:30 PM

점심식사 후에는 동료들과의 커피 타임. 동료들이 부드러운 카페라테나 달콤한 휘핑크림을 얹은 모카커피를 즐길 때도 김 과장의 선택은 늘 에스프레소다. 커피의 진한 향은 만끽하되 열량이 낮아 배 나올 걱정은 안 해도 되기 때문이다. 게다가 이뇨작용 또한 뛰어나니 다이어트에도 은근히 도움이 된다.

15:00 PM

나른하게 졸음이 올 무렵 거래처에서 찾아왔다. 회사 로비에 마련된 카페테리아에서 티타임 미팅. 생과일주스를 마시면서 새로 출시된 브랜드 광고 전략을 논의했다.

16:30 PM

회의를 마치고 올라와 미팅 결과를 정리하고 나니 어느덧 하루 일과가 저물고 있었다.

19:30 PM

오늘은 팀 회식이 있는 날. 즐거운 회식 분위기와 돈독한 팀워크 유지를 위해서는 어느 정도 술잔이 돌아야 하지만 과음은 숙취를 부르고, 숙취는 다음날 업무와 건강에 지장을 줄 뿐이다. 김 과장은 술이 한 순배씩 돌 때마다 기꺼이 '원샷'을 하지만 이내 우롱차 음료로 입가심을 한다. 술의 쓴맛을 지우기에도, 숙취를 줄이기에도 어지간한 안주보다 낫다는 것이 그의 지론이다.

22:00 PM

즐거운 회식까지 마치고 집으로 가는 길. 요즘 들어 부쩍 유난히 갈증이 심하다. 눈을 뜨는 순간부터 잠들기까지 각종 건강음료와 주스, 차, 커피와 생수, 물보다 갈증을 더 빨리 없애주는 맥주까지 마시고 마시고 또 마심에도 불구하고 이상하게 목마름은 가시지 않는다.

건강에는 하루 8잔의 물이 기본이라기에 책상 위에는 티백이 담긴 텀블러를 놓아두고 시시각각 입술을 축이고 목을 적시고 배를 채우건만, 날이 갈수록 입술도 마르고 피부도 건조해지는 것 같다. 하루 종일 마신 그 많은 물이 전혀 흡수되지 않은 것일까?

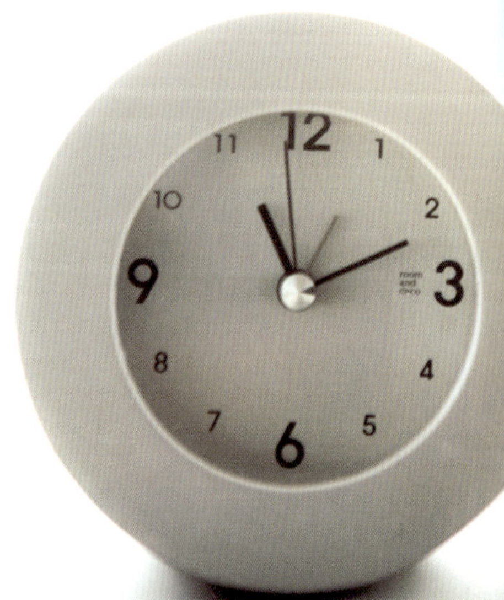

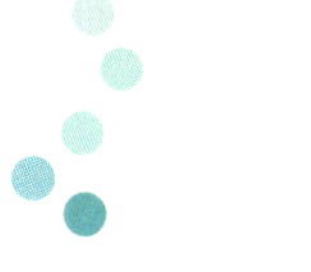

그래도
김 과장은 목마르다

도대체 무엇이 김 과장을 그토록 목마르게 하는 것일까? 김 과장이 하루 동안 마시는 수분의 절대량은 적지 않다. 하루 8잔, 약 1.5~2L의 수분 섭취를 권고하는 의료계의 기준에 충분히 미치고도 남는다. 그럼에도 불구하고 김 과장은 여전히 목마르다.

혈액을 끈끈하게 만드는 음료들

자, 이제 다시 김 과장이 하루 동안 마신 음료를 되짚어보자. 기상 후 마신 홍삼원액은 농축음료다. 원액의 농축성분이 세포들에 잘 전달되려면 보다 많은 양의 수분이 필요하다. 지방분해에 효과적이라는 기능성 음료는 체내의 열을 더 많이 발생시켜 더 많은 땀을 유발한다. 혈액은 운동을 하기 전보다 한결 끈끈해졌을 테고, 갈증을 느낄 정도로 몸이 물을 갈구하는 상황이 된다.

　아침 대신으로 마시는 유산균 음료와 우유, 출근 후 마시는 녹즙 역시 원액과 마찬가지다. 음료 속의 다양한 성분들이 소화·흡수되려면 많은 양의 수분이 필요하다.

　옥수수수염차를 비롯한 각종 차 종류에는 카페인이 풍부하다. 주스나 연한 아메리카노 커피는 괜찮지만, 열량이 높은 설탕과 크림이 들어간 커피믹스나 한약만큼이나 진한 에스프레소 커피는 피하는 것이 좋다. 카페인이 신장을 자극해 음료를 통해 흡수한 수분보다 더 많은 양을 소변으로 배출하게 한다. 술과 우롱차 역시 마찬가지로 이뇨작용을 하니 주의해서 마셔야 한다.

목이 마르다고 느끼는 상태는 이미 체내 건조가 진행돼 수분이 많이 부족한 상태라는 것을 반드시 명심해야 한다. 체내 수분량이 줄어들면 혈액의 양도 감소한다. 혈액량이 준다는 것은 혈장이 줄어드는 것이다.

혈액은 혈장과 혈구로 나뉘는데, 혈장은 세포에 필요한 것 중 적혈구가 운반하는 산소와 이산화탄소를 제외한 모든 것을 운반한다. 즉, 혈장에는 세포에 전해주기 위한 당이나 세포에서 수거한 요소나 암모니아 같은 노폐물도 있고, 근육이 주로 쓰는 크레아틴, 장에서 흡수해서 세포로 공급하는 지방이나 아미노산도 있다. 혈장이 줄어든다는 것은 혈장의 성분들이 전체적으로 감소한 것이 아니라, 위에 언급한 물질들은 그대로 남아 있되 수분의 양만 줄어든 것이다.

그러므로 혈장이 줄어든다는 것은 곧 혈액의 나트륨 농도가 높아진다는 것을 의미한다. 이 변화는 시상하부에 기록되고, 그러면 입 점막이 수분을 아끼려고 침을 적게 분비하기 때문에 목이 말라진 것이다.

수분이 부족하면 독소가 몸 안에 쌓인다

문제는 목마름과 동시에 우리 몸의 다른 부분들도 비상체제에 돌입한다는 점이다. 혈액순환계의 수많은 수용기들도 몸 안에 수분이 부족하다는 것을 뇌에 알린다. 그러면 혈액은 세포로부터 수분을 빼앗으려 하고, 세포가 마르기 시작하면 양분도 부족해진다. 시상하부는 작은 뇌하수체를 자극해 항이뇨호르몬을 분비한다. 이 명령이 신장에 전달되면 소변양이 줄어드는 대신 혈액 속으로 더 많은 수분을 보낸다.

단지 갈증이 가시지 않는 정도라면 그나마 다행이다. 수분이 부족하면 우리 몸에 들어온 나쁜 물질이나 대사과정에서 생긴 노폐물을 몸 밖으로 배출하는 기능이 떨어져 독소가 몸 안에 쌓이게 되고 이로 인해 두통, 손발 저림, 부종, 만성피로 등 각종 증상이 생긴다. 병원을 찾는 환자들의 면면을 보면, 보습제 없이는 한여름조차 견디기 힘들 정도로 피부가 건조한 환자가 있는가 하면 호흡기 질환이 끊이지 않거나 아토피 증상을 보이는 경우도 적지 않다.

그토록 물을 마심에도 불구하고 목이 마르는 것은 물론, 몸속에 물이 부족해 건조로 인해 다양한 이상 증상까지 나타나는 것은 무슨 조화일까? 이는 우리 몸속에서 물이 어떻게 쓰이는지 정확하게 알지 못하기 때문이다. 우리 몸이 진짜로 필요한 물이 무엇인지 모르기 때문이다. 이를 알려면 우선 수분이 우리 몸속에서 어떻게 존재해야 하는지 알아야 한다.

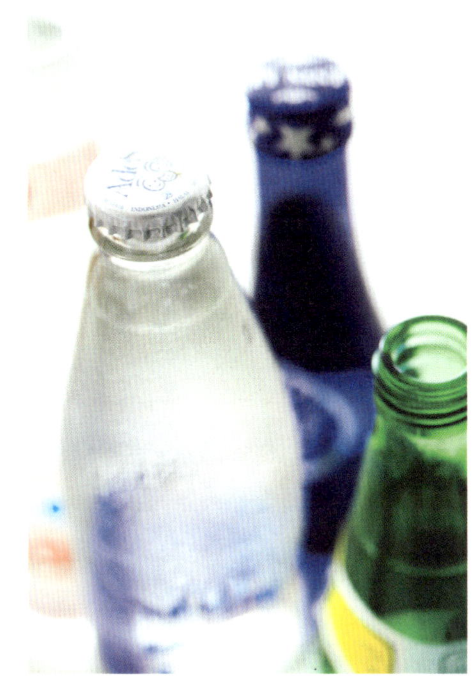

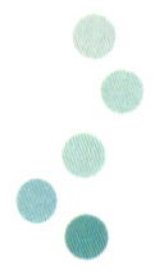

우리 몸속
커다란 물독과 작은 물독

인체의 60~95%를 구성하는 물

수분이 부족한 이유는 크게 두 가지다. 물을 조금 먹어서 건조한 경우도 있지만, 김 과장의 경우처럼 수분을 충분히 섭취함에도 불구하고 건조한 경우도 있다. 이는 우리 몸속의 수분이 균형을 이루지 못한 탓이다. 물을 충분히 마심에도 불구하고 균형이 맞지 않는 이유는 무엇일까?

우리 몸은 물독이다. 우리 몸의 60~95%는 물로 되어 있다. 겉을 감싸고 있는 피부가 보송보송 말라 있다 해도 몸속은 물로 가득 차 있다. 태아가 양수 속에 잠겨 있듯 우리 몸의 세포는 물속에 잠겨 있는 셈이다.

물이 몸에서 차지하는 비중은 장기에 따라 다른데, 뇌의 75%, 심장의 75%, 폐의 86%, 간의 86%, 신장의 83%, 근육의 75%, 혈액의 94%, 연골의 80%, 결합조직의 절반이 물이다. 심지어 지방세포는 물론 지방 분자의 10%도 물이다. 이 중 1~2%만 부족해도 우리 몸은 갈증과 고통을 느끼게 된다. 각 장기에 수분과 영양소가 부족해지기 때문이다.

각 장기는 수분 부족을 알리기 위한 신호로 갈증과 통증을 유발한다. 그래도 무시하면 장기는 제 기능을 못하고 손상되며, 이는 곧 질병과 노화로 이어진다. 특히 뇌척수액에 잠긴 뇌는 단 1%의 수분만 잃어도 치명적이다.

그러나 수많은 장기와 그를 이루고 있는 무수한 세포들이 단지 물에 흠뻑 잠기기만 한 것은 아니다. 수분으로 둘러싸인 세포 내부에도 물은 존재한다. 즉, 세포 안팎에서 물이 서로 교류하면서 영양소와 노폐물을 주고받는다. 수분이 세포의 주거 환경이자 정보를 전달하는 메신저 역할을 하는 셈이다. 자, 현미경을 들고 이를 좀 더 자세히 들여다보자.

삼투압 현상에 따라 세포에 물과 영양 공급

우리 몸속에서 수분은 크게 세 가지 형태로 존재한다. 학창 시절, 현미경으로 양파 껍질을 관찰했던 기억을 떠올려보자. 가지런히 늘어선 육각형 조각 하나하나가 우리 몸의 최소 단위인 세포다. 세포와 세포 사이에는 작은 틈이 있는데 이를 세포간질이라고 한다. 이 세포와 세포간질 밖에 존재하는 부분을 세포외부분이라고 한다. 세포 안쪽에 존재하는 수분을 세포내액, 세포 밖에 존재하는 수분을 세포외액, 세포와 세포 사이에 존재하는 수분을 세포간질액이라 부른다.

대부분의 수분은 세포외액으로 존재하는데, 세포외액의 대부분을 차지하는 것이 바로 혈액이다. 노폐물 제거에 없어서는 안 될 림프액 역시 세포외액이다.

그 다음으로 많은 것이 세포내액이다. 세포내액이 충분해야 세포가 활발하게 대사작용을 하며 대사과정에서 발생한 독성 노폐물을 정화하고 축출할 수 있다.

가장 적은 부분을 차지하는 것은 세포간질액이다. 세포간질액은 세포와 세포 사이의 간극을 유지하며 세포외액과 세포내액 간의 이동통로로서 일종의 수문장 역할을 한다.

우리 몸이 가장 이상적인 상태인 경우 수분은 혈액의 94%, 세포 내부의 75%를 차지해야 한다. 이때 세포외액인 혈액과 세포내액의 수분량의 차이로 인해 세포 밖에서 세포 안으로 삼투압 현상이 일어나며 수분과 영양소가 전달된다.

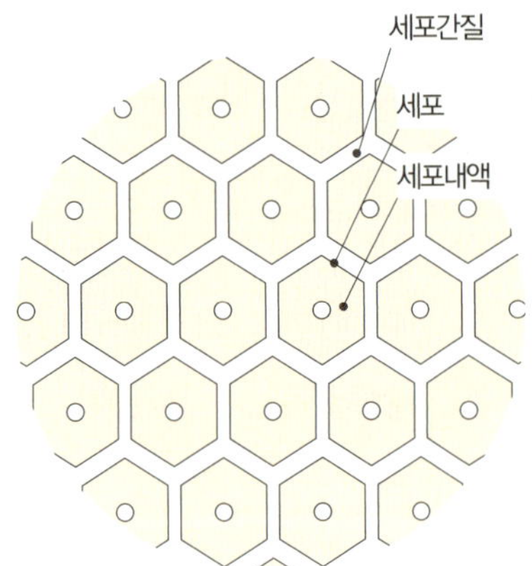

세포외액에서 세포내액으로 수분이 이동할 때 무조건 세포막을 넘어 들어갈 수 있는 것이 아니다. 세포막은 지방 분자로 구성되므로 수분이나 다른 물질이 쉽게 넘나들 수 없다. 대신 세포막은 완전히 막힌 장벽이 아니라 순간적으로 구멍이 생기는 반투명막이다.

세포막의 지방 분자들이 끊임없이 위치를 바꾸는 과정에서 미세한 구멍이 생기는데, 이때 세포막 밖에 있던 물이 세포 안쪽으로 들어간다. 이것이 삼투압 현상이다. 삼투압 현상은 세포 안팎의 농도 차이 때문에 일어난다. 세포 안팎의 농도가 다를 때 물질은 농도가 옅은 쪽에서 짙은 쪽으로 이동한다. 즉 세포 안과 밖에서 어느 한쪽의 농도가 짙어지면 물은 농도가 옅은 쪽에서 짙은 쪽으로 흐르는데, 이때 영양분을 가지고 들어갔다가 나올 때는 노폐물을 가지고 나온다. 즉, 삼투압 현상에 따라 세포에 물과 영양이 공급되고 노폐물은 제거된다.

칼륨·나트륨이 균형 이뤄야 수분 공급 원활

세포막을 관장하는 것은 세포막에 존재하는 각종 미네랄 이온들로, 농도에 따라 수분의 출입을 통제한다. 이를 조정하는 미네랄 이온 중 가장 중요한 것이 칼륨과 나트륨이다. 칼륨은 세포 안에서, 나트륨은 세포 밖에서 서로 수분을 차지하려고 한다. 따라서 칼륨과 나트륨이 균형을 이뤄야 수분이 균형을 이룬다. 그렇다고 세포 안에는 칼륨만, 세포 밖에는 나트륨만 존재하는 것은 아니다. 세포외액은 비교적 나트륨과 염화물질이 많고 그밖에 칼륨·칼슘·마그네슘·인·황 등이 있다. 반면 세포내액은 칼륨과 인이 풍부하며 마그네슘과 황·단백질이 더 많다. 수많은 미네랄 이온 중 세포 밖에는 나트륨 이온이 100배 정도 더 많다면, 세포 안에는 칼륨 이온이 100배가량 더 많은 셈이다. 이 농도 차이 때문에 세포 안팎에 긴장이 생기면서 물이 드나들 수 있는 것이다.

우리 몸에 흡수된 수분이 혈액을 타고 용케 세포까지 도달했다 하더라도 세포 안팎의 미네랄 농도가 맞지 않아 세포막을 움직이지 못한다면 세포 내로 수분이 흡수되지 못한다. 너무 짜게 먹으면 세포 밖의 나트륨이 수분을 많이 차지하면서 세포 안은 수분을 잃고 쪼그라든다. 세포외액과 세포간질액은 수분이 차고 넘쳐 겉으로는 붓는 반면 세포 안은 정작 말라가는 부익부 빈익빈 상태가 된다.

쉽게 이야기하자면, 우리 몸을 두 개의 물독에 비유할 수 있다. 우리 몸은 세포라는 아주 작은 물독을 둘러싼 물을 담은 커다란 물독인 셈이다. 큰 물독 안에 물이 가득 차 있더라도 환경이 적절치 않다면 수많은 작은 물독은 채워지지 못할 수도 있다.

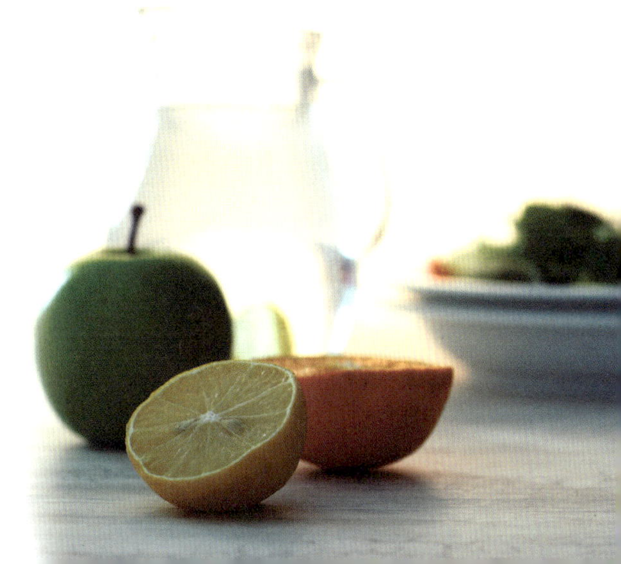

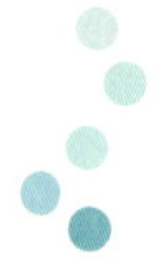

물을 많이 마셔도
물독에 물이 부족한 이유

체온이 낮아지면 세포의 수분 흡수 기능도 떨어진다

작은 물독이 마르는 이유, 즉 세포내액이 부족해지는 원인은 크게 두 가지다.

첫 번째 이유는 낮은 체온이다. 필자가 의사가 된 지 25년이 넘었는데, 환자들의 체온을 25년 전과 비교해 보면 0.5~1℃ 정도가 낮아졌다. 체온이 1℃ 낮아지면 신진대사가 15% 줄어들고 면역력이 30% 정도 감소한다. 신진대사는 온도가 일정할 경우에만 제대로 작동하기 때문에 낮아진 체온은 세포의 신진대사 능력을 떨어뜨리고, 결국 세포가 수분을 흡수하는 기능도 떨어뜨린다. 체내 건조가 가속화되는 것이다.

체온 저하는 현대인의 생활환경 탓이다. 한옥이나 단독주택에서 정원을 가지고 흙바닥에 뛰놀던 시대에는 집 안팎에서 환경 그 자체가 우리에게 충분한 수분을 제공했다. 하지만 황토와 나무로 지어 통기성이 좋은 한옥과는 달리 철근골조와 콘크리트로 지은 현대의 집과 사무실은 수분이 부족하다. 게다가 안락함만을 추구하는 현대인의 습성으로 인해 냉난방이 계속 가동되어 저절로 수분이 부족한 환경이 만들어진다.

과거 변변한 냉방시스템이 없을 때는 한여름 더위를 식히기 위해 마당에 물을 뿌리곤 했다. 마당에 뿌린 물은 증발하면서 지열을 빼앗는다. 그래서 물이 마르기까지 잠시 시원해지는 것이다. 에어컨의 원리 역시 마찬가지다. 실내 공기 중의 수분을 줄여서 피부의 수분을 빨리 제거하는데, 수분이 증발하면서 몸의 체열을 빼앗아가 시원하다고 느끼게 된다. 그렇기 때문에 피부와 점막은 마르고 체온은 낮아진다.

반대로 겨울에는 문을 꼭꼭 닫아놓고 난방을 하기 때문에 실내 온도는 높고 습도는 낮아진다. 자연히 공기가 건조해져 바이러스가 활동하기 좋은 환경이 된다. 그래서 좁은 공간에서도 독감이나 감기에 잘 걸린다. 그렇다고 집 안에 빨래나 수건을 적셔서 걸어놓는 것은 좋지 않다. 젖은 빨래나 수건에 세균이 달라붙어서 번식하기 때문이다.

습도가 떨어져 공기가 건조해지면 우리의 코, 입안 또는 기관지 안의 점막까지도 건조해진다. 점막의 건조는 코에서 흐르는 콧물, 입에서 흐르는 침, 기관에서 나오는 점액질을 감소시킨다. 콧물이나 침, 점액질 속에는 우리 몸에 들어오는 병균이나 바이러스를 막아내는 면역물질이 들어 있기 때문에 점막 수분의 감소는 결과적으로 병에 대한 저항력을 떨어뜨려 감기나 독감을 잘 걸리게 하는 원인이 된다.

체내 건조의 또 다른 요인은 나트륨 기피

세포내액이 부족해지는 두 번째 이유는 지나치게 적은 나트륨 섭취에 있다. 우리 몸은 75%의 물과 25%의 염분으로 이루어졌다. 바닷물과 같은 소금물인 것이다. 실제로 체액의 염도는 바닷물의 염도와 같은 3%다. 병원에서 환자에게 주사로 투여하는 생리식염수나 눈이 건조할 때 눈에 넣는 안약의 염도도 3%다. 그래서 체액은 좀 짜다.

누구나 콧물을 삼킨 경험이 있을 것이다. 맛이 어땠는가? 찝찔하다. 바닷물만큼은 아니어도 분명 짠맛이 난다. 혀나 잇몸을 깨물었을 때 피를 삼킨 경험도 있을 것이다. 비릿하지만 역시 찝찔하다. 나트륨이 존재한다는 증거다. 특히 뇌를 담고 있는 뇌척수액은 소금물 그 자체다.

세포 안팎에서 수분을 통제하는 수문장인 세포간질액을 비롯한 우리 몸 곳곳에는 나트륨이 필요하다. 앞서 설명했듯 나트륨은 세포 밖에서, 칼륨은 세포 안에서 각각 수분을 붙든다. 그래서 우리 몸이 수분 균형을 이루려면 나트륨과 칼륨 섭취가 적절해야 한다.

그런데 나트륨을 기피하는 것이 건강에 좋다고 인식되고 있다. 짠맛이 고혈압 등 생활습관병의 원인으로 지목되기 때문이다. 하지만 소금기를 지나치게 적게 섭취하거나, 신장기능 이상으로 나트륨을 흡수하지 못해 저나트륨혈증이 된 경우에는 체내의 나트륨 함량이 떨어져 세포가 수분을 끌어당기는 힘이 약해진다. 결국 세포 내의 건조를 일으키는 것이다.

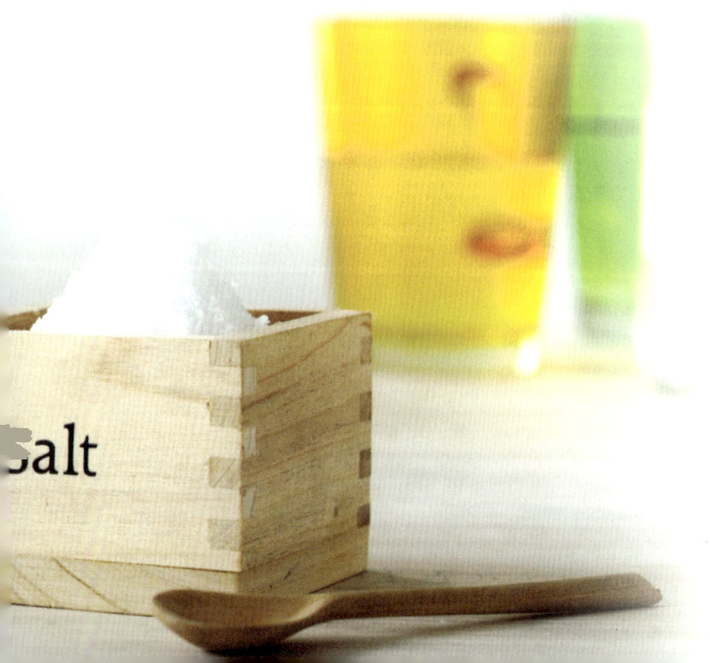

소금을 지나치게 적게 섭취하거나, 신장기능 이상으로 나트륨을 흡수하지 못해 저나트륨혈증이 된 경우에는 세포가 수분을 끌어당기는 힘이 약해져서 건조해진다.

다행히 김치나 젓갈 등 절임류 음식을 즐기는 한국인은 평소 식단에서 소금기를 충분히 섭취하므로 별 문제가 없다. 다만 질병 치료를 위해 제한된 식사를 하는 일부 노약자의 경우 간장이나 소금을 무조건 기피하기 때문에 저나트륨혈증이 될 수 있다.

채식주의자 역시 마찬가지다. 우리가 일상적으로 먹는 육류나 생선 등에는 나트륨이 충분히 들어 있다. 채식만 고집하는 채식주의자의 경우 일부러 소금이나 간장으로 간을 하지 않으면 나트륨이 부족할 수 있다. 최근에는 웰빙 바람이 불면서 짜게 먹는 것은 백해무익하다 하여 음식이 맛없을 정도로 소금 간을 하지 않는 경우도 있는데 이 역시 마찬가지다.

또한 여름에 땀을 급속히 많이 흘리거나 심한 설사를 해 탈수가 된 경우 계속 맹물만 마신다면 체내 건조를 더욱 부추기게 된다. 건조한 상태에서 한꺼번에 많은 양의 순수한 물만 계속 마시는 경우도 마찬가지다. 저나트륨혈증이 되면 두통, 어지럼증, 피로, 식욕부진, 구토증 등의 증상이 나타나고 몸도 붓는다.

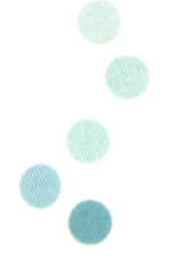

물이 부족하면
질병과 노화가 찾아온다

세포간의 정보전달에 관여하는 매개체, 물

우리가 쉬고 있다고 생각할 때도 우리 몸의 세포는 부단히 움직인다. 각 기관별로 필요한 영양소와 에너지를 보내주기 위해서다. 음식물을 통해 흡수된 영양소는 두뇌가 별다른 명령을 내리지 않더라도 간에 저장됐다가 혈액을 통해 필요한 부위로 전달된다. 이를 '세포간의 정보전달'이라고 한다.

두뇌와 적혈구는 포도당이 주 영양소이며 뼈는 칼슘이나 비타민 C·미네랄이 주 영양소다. 피부는 지방·콜라겐·비타민 C 등이 주 영양소이고, 근육은 주로 단백질을 사용한다. 이처럼 각 장기에 따라 필요한 영양소도, 영양소가 필요한 타이밍도 다르다. 우리 두뇌가 일일이 지시할 수 없기 때문에 이와 같은 일을 자동적으로 처리하는 것이 바로 '세포간의 정보전달'이다.

세포간의 정보전달에서 가장 중요한 것은 수분이다. 음식물을 소화·흡수하는 데도, 혈액을 통해 필요한 기관으로 전달하는 데도, 혈액에서 각 장기의 세포로 전달하는 데도 수분이 가장 중요한 매개체가 된다.

세포간의 정보전달이 원활하지 않으면 영양성분을 제때 공급받지 못하는 것은 물론 노폐물 또한 제때 배출할 수 없다. 만일 노폐물이 세포내액에 그대로 정체된다면 굶고 더러워진 세포는 결국 늙거나 병들게 된다. 즉, 세포간의 정보전달 능력이 떨어지면 해당 기관에 병을 일으키고 심한 경우에는 암까지도 생길 수 있다.

세포간의 정보전달에서 가장 중요한 것은 수분이다.
음식물을 소화하는 데도, 흡수한 영양분을 각 장기로 전달할 때에도
수분이 가장 중요한 매개체가 된다.

순환장애는 부종, 비만, 노화, 질병의 원인

이를 세포외액과 세포내액으로 나눠 좀더 자세히 살펴보자. 우선 세포간의 정보전달이 원활하지 않고 세포외액에 수분이 쌓이면 부종의 원인이 된다. 세포 안은 건조하고 오염된 반면 세포외액에는 수분과 영양소가 넘친다. 사용하지도 못하는 수분과 영양소로 인해 몸이 붓고 체중마저 늘게 된다. 게다가 세포외액에 고인 수분은 순환장애도 일으킨다. 미세한 순환장애가 신진대사를 떨어뜨리고, 몸의 흐름이 느려지니 체온과 기초대사량도 떨어지게 된다. 비만이 시작되는 것이다.

쫄깃하고 탄력있던 국수 면발도 물에 오래 담가두면 퉁퉁 불어 맛이 없어지듯, 제때 세포내액으로 침투하지 못한 세포외액은 우리 몸을 불은 국수처럼 붓고 뚱뚱하게 만든다. 순환장애가 지속되면 운동을 하더라도 지방세포에서 지방이 녹아 나오는 것을 방해한다. 한편 오래 축적된 지방은 단단하게 굳어 셀룰라이트가 된다.

셀룰라이트는 포도송이처럼 동그랗던 지방세포가 섬유질에 싸여 단단한 지방덩어리로 변한 것이다. 주로 여성에게서 생기는데 팔뚝, 복부, 허벅지, 브래지어 라인 등에 생긴 울퉁불퉁한 지방덩어리가 바로 셀룰라이트다. 셀룰라이트는 안타깝게도 운동으로도 좀처럼 해결되지 않는다.

겉모습뿐 아니라 세포 역시 탄력을 잃는다. 세포외액이 넘치는 사이 부종이 생겼다 빠졌다 하면서 피부는 푸석해지는 반면, 세포내액이 부족해진 세포는 탄력을 잃으면서 쭈글쭈글해진다. 세포외액 탓에 부어 있는 동안은 적어도 겉보기에는 팽팽

해 보인다. 하지만 불필요한 세포외액이 빠져나가고 나면 피부에는 이내 주름살이 생기고 갑자기 늙어 보일 수 있다. 갑자기 살이 빠지면 늙어 보이는 것과 같은 이치다. 세포까지 건조하게 만드는 체내 건조가 노화의 지름길인 셈이다.

단지 늙는 것에서 그치면 아쉽지만 그러려니 할 것이다. 문제는 질병까지 일으킨다는 점이다. 세포 내의 수분이 부족해 영양성분을 제대로 공급받지 못하면 신진대사가 떨어진다. 세포 내의 미토콘드리아가 에너지를 생성하지 못하기 때문이다. 에너지 생성이 떨어진 탓에 몸은 쉽게 피로를 느끼고, 두뇌활동이나 다른 장기의 기능까지 떨어져 쉽게 활력을 잃고 통증과 노곤함을 느끼게 된다.

더 큰 문제는 미토콘드리아의 기능이 떨어진 탓에 손상된 세포나 DNA 복구가 원활하게 이뤄지지 않는다는 것이다. 세포가 재생되지 않으니 상처가 빨리 낫지 않고 합병증이 생기기도 쉽다. 설사 재생되더라도 DNA가 잘못 복구될 경우에는 유전자 변형을 일으켜 이상세포를 만들고, 이상세포가 많아지면 암으로 발전할 수도 있다.

인체는 나이 들수록 수분을 잃어간다

그렇다고 무조건 걱정만 할 일은 아니다. 우리 몸은 언제나 같은 상태를 유지하려는 항상성이 있다. 그래서 스트레칭이나 운동, 식이요법만으로도 잘못된 부분을 자연스럽게 서서히 교정할 수 있다. 하지만 심장이나 신장, 갑상선 기능이나 다른 호르몬의 이상이 생겨 항상성을 유지할 수 없는 경우 체내 건조는 곧 비만, 노화, 질병 등으로 이어질 수 있다.

문제는 성장하고 나이 들어 갈수록 시나브로 수분을 잃어간다는 점이다. 뚱뚱하든 비쩍 말랐든, 건강하지 않다면 우리 몸이 마르고 있다는 것. 나이가 들수록 몸은 건조함에도 불구하고 갈증을 느끼지 못해 물을 마시지 않아 체내 건조가 심각해지는 경우가 종종 있다.

오래 전부터 연구된 노화이론 중 하나가 바로 '노화는 곧 타고난 생명열(vital heat)과 습기를 잃어가는 과정'이라는 것이다. 이에 따르면 나이가 드는 것은 몸이 차가워지는 것이고, 죽는 것은 건조해지는 것이다. 세포의 노화까지 측정할 수 있을 만큼 의학이 발달한 현대에도 생명열과 건조가 노화의 원인이라는 주장은 어느 정도 설득력을 얻고 있다.

그러므로 오래 살고 싶다면 타고난 열과 습기를 보존하는 방법을 찾아야 한다. 젊고 건강하게 오래 살고 싶다면 땀 흘려 운동하고 적절한 식단을 통해 저체온으로 떨어진 생명열을 높이고, 충분하고 자연스러운 방법으로 수분을 섭취하며 습기를 잃지 말아야 한다.

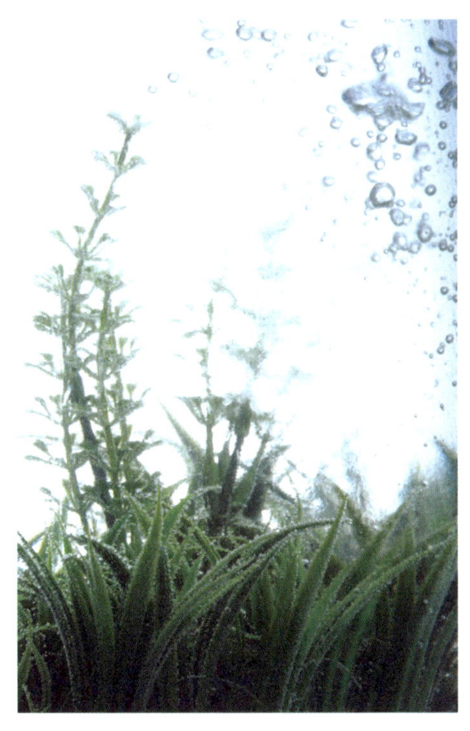

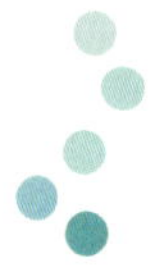

성장단계에 따른
체내 수분 감소량

나이에 따른 인체의 물 필요량

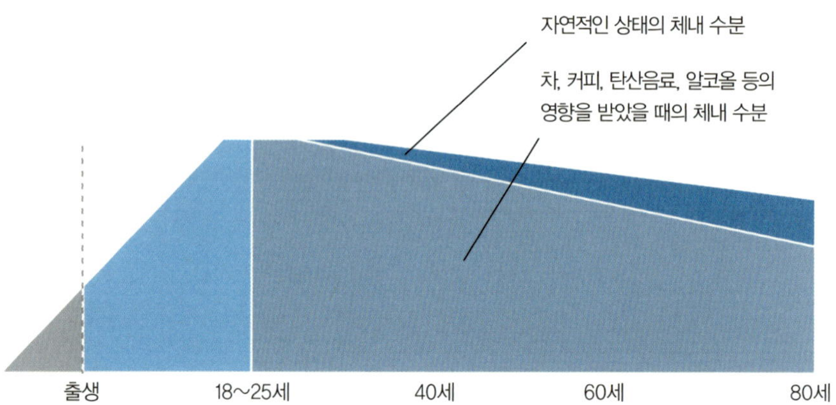

※ 나이에 따라 달라지는 인체의 수분 필요량. 유아기, 성장기, 성인기, 노년기별로 탈수를 유발하는 음료 섭취 여부에 따른 수분의 필요 정도를 알 수 있다.

유아기 _ 물은 생명 유지에 절대적

갓 태어난 아기의 몸은 90~95%가 수분이다. 수분량이 절대적인 만큼 아기가 젖을 못 먹거나 수분 공급이 잠시라도 중단되면 큰일이다. 체내의 수분량이 급격히 떨어져 탈수에 빠지게 되고, 탈수로 인해 혈압과 심장·뇌 기능이 떨어지면서 사망에 이를 수 있다.

실제로 7개월 된 아기가 어머니의 무지로 사망한 사건이 있었다. 아기가 아토피 증상을 보이자 아토피에는 무조건 과일이나 채소를 많이 먹이는 것이 좋다고 알고 있었던 아기 엄마가 아기에게 과일즙만 먹인 것이다.

과일즙에는 비타민과 포도당은 풍부하지만 두뇌와 심장을 발달시키고 유지하는 데 꼭 필요한 단백질과 지방·칼슘·미네랄은 부족하다. 또 달디 단 과즙만 계속 먹으면 아기에게 당뇨가 생길 수도 있다. 과잉 섭취한 천연 당은 간에 지방 저장 모드를 설정시킬 수도 있다. 무엇보다 아기를 사망에 이르게 한 결정적인 원인은 탈수, 즉 수분 부족이었다.

이 아기는 생후 2개월 때 역시 과즙만 먹어서 병원에 입원했었다. 입원 당시 몸무게는 불과 1.5kg. 아기 몸의 90%가 수분인 것을 감안하면 수분 부족으로 인해 체중이 급속도로 빠졌던 것이다. 몸이 회복돼 퇴원할 당시 체중이 약 2.8kg이었다고 하니, 건강한 신생아의 체중에도 못 미쳤던 셈이다. 그런 상태에서 아기 어머니가 또 다시 과즙만 먹임으로써 아기의 사망을 재촉하기에 이른 것이다.

과즙은 인체에 산을 증가시킬 수 있고, 칼륨 함량이 높아 알레르기를 유발하는 히스타민의 양과 활동을 급격히 증가시켜 천식 발작의 원인이 될 수도 있다. 우리 몸은 높은 칼륨 함량을 희석하기 위해 물을 더욱 필요로 하는데, 물 대신 계속 과일즙만 먹임으로써 아기는 심각한 탈수에 직면하게 되었다.

물은 먹이지 않고 우유만 먹이는 것도 위험하기는 마찬가지다. 우유는 태어난 지 몇 시간만에 걷기 시작하는 송아지에게 적합하도록 영양성분이 배합된 것이다. 따라서 모유가 아니라 분유를 먹는 아기라면 분유를 먹인 후 물을 따로 먹이는 것이 바람직하다. 우유든 과즙이든, 그 무엇도 물을 대체할 수는 없다.

이 사례에서 볼 수 있듯 나이가 어릴수록 수분은 생명 유지에 절대적이다. 어느 정도 탈수된 상태의 소변은 노란색이며, 완전히 탈수된 경우 주황색에 가깝다. 따라서 소변이 너무 진한 노란색이거나, 하루에 소변을 네 번 이하로 볼 경우에는 수분이 심각하게 부족한 것이다. 혀를 만져 보았을 때 침이 만져지지 않을 정도라면 매우 심각한 수분 부족이다. 이 단계에서는 아이가 기운이 없기 때문에 잘 울지도 못한다. 축 처져서 조용하기 때문에 오히려 별다른 병이 없다고 오해하기 쉽다.

따라서 하루에 보는 소변 횟수를 검사하여 소변 횟수가 급격히 줄어든 경우에는 몸에 수분이 부족한 적신호임을 눈치 채야 한다.

성장기 _ 세포의 분열과 확장에 엄청난 양의 물 필요

쑥쑥 크는 몸을 피부가 감당하지 못해 살이 틀 정도로 부쩍 자라는 성장기에는 세포 역시 부단히 분열하며 수를 늘리고 몸피를 불린다. 각각의 세포는 75%가 물인데, 세포의 분열과 확장에는 엄청난 양의 물이 필요하다. 따라서 성장기 아이들은 끊임없이 물을 필요로 한다.

유아기에 수분이 부족할 경우 생명 유지가 불가능했다면, 성장기에는 수분이 부족하면 성장장애가 생긴다. 물론 성장기에는 목이 마르면 알아서 물을 찾아 마실 수 있다. 또한 성장 호르몬과 ADH(antidiuretic hormone) 등 수분 조절 물질들이 갈증 메커니즘과 몸의 수분 요구를 조종하기 때문에 몸은 어떻게 해서든지 물을 보유하려 한다.

문제는 성장기 어린이와 청소년들이 물보다 대체음료를 즐긴다는 점, 그리고 살찌는 것에 민감해 물조차 충분히 마시지 않으려 한다는 점이다. 우선 물 대신 수분 대체음료를 마시는 경우를 살펴보자.

어린이와 청소년들이 즐기는 음료는 대부분 카페인이 든 탄산음료나 인공적으로 단맛과 색을 내는 음료수다. 이런 음료를 마시면 체내에 수분이 공급되기는 하지만, 마신 수분의 양보다 더 많은 수분을 배출하게 된다. 더구나 수분 대체음료의 단맛

카페인이 든 음료는 마신 수분보다 더 많은 수분을 배출시킨다.
더구나 수분 대체음료의 단맛은 성장기 비만의 원인이 되는 한편,
충치와 당뇨, 골다공증의 원인이 돼 성장발육에 장애가 된다.

은 성장기 비만의 원인이 되는 한편, 충치와 당뇨와 골다공증의 원인이 돼 성장발육에 장애가 된다. 카페인이나 인공감미료, 인공색소를 지나치게 섭취하면 집중력이 떨어지고 폭력적인 성향이 늘어나는 등 청소년의 정서에도 좋지 않은 영향을 미친다. 미국과 우리나라에서 학교 내의 탄산음료 판매를 제한하는 이유가 바로 여기에 있다.

한편 외모에 민감해지는 사춘기, 특히 여학생들은 물만 마셔도 살이 찐다며 수분 섭취를 잘 하지 않는 경우도 있다. 필자의 환자 중에도 비만클리닉 환자들은 물만 먹어도 살이 찐다며 물을 하루에 2~3잔밖에 안 마시는 경우가 꽤 있다. 이런 경우에는 체내 건조로 인해 겉보기에도 피부가 탄력을 잃고 눈 밑에 다크서클이 보이고 얼굴에 잔주름까지 생긴다. 또한 앉았다 일어날 때마다 핑 돌며 어지러운 기립성 저혈압도 생기기 쉽다.

25년째 비만을 치료해온 필자가 단언하건대, 결코 물만 마셔서 살이 찌는 경우는 없다. 다만 평소 짜게 먹는 경우, 짠 음식으로 인해 혈액 속의 소금성분인 나트륨이 증가하고 나트륨이 물을 몸속에 붙들기 때문에 몸이 붓게 된다. 짜게 먹다 보니 물을 많이 마시고, 수분이 정체돼 우리 몸의 순환을 방해하기 때문에 그 부위에 지방이 축적되면서 셀룰라이트까지 생기는 것이다. 부어서 사이즈가 늘고, 지방이 축적돼 셀룰라이트까지 생긴 것인데 수분을 원인으로 지목하는 것은 어리석은 행동이다.

아기 때의 반질반질하고 팽팽하던 피부는 아기가 자라면서 아주 조금씩 윤기를

잃어간다. 수분량이 조금씩 감소하기 때문이다. 따라서 성장기에 물을 적게 마셔 몸이 건조해지면 피부의 탄력이 떨어져 청소년임에도 불구하고 또래보다 더 나이 들어 보일 수 있다. 그러니 진정으로 외모를 생각한다면 물을 충분히 마시고 볼 일이다.

성인기 _ 몸이 건조해지는 습관을 바로잡아야

성인기 때 몸이 건조해지는 이유는 크게 세 가지로 나누어볼 수 있다.

첫 번째는 잘못된 식습관이다. 도시락을 싸가지고 다니지 않는 한, 사회생활을 하다 보면 외식을 계속할 수밖에 없다. 사먹는 음식은 맛을 내기 위해 다소 짜고 달고 자극적이다. 이렇게 짠 음식을 계속 먹다 보면 몸속에 소금 양만 많아지고 수분은 부족해진다. 한편 나트륨 성분이 물을 붙잡고 배출되지 못하게 만들어 몸이 붓고 세포 속도 건조해진다. 겉으로는 멀쩡해 보이지만 세포는 수분이 부족한 건조화 현상이 생기기 때문에 건강한 식습관은 몹시 중요하다. 한국인의 평균 소금 섭취량은 세계보건기구가 정한 기준보다 새 배나 많다. 따라서 반찬의 양을 반으로 줄이고 국이나 찌개에는 물을 한 잔 이상 부어서 먹어도 나트륨 섭취는 충분하고도 남는다.

두 번째는 음주습관이다. 사회생활을 하다 보면 음주를 많이 하게 된다. 학교나 직장생활은 물론 동호회 모임이나 야유회 등에서도 술은 절대로 빠지지 않는다. 술을 마시면 알코올 속의 이뇨 성분 때문에 음주 당일이나 그 다음날 많은 양의 소변을 보게 된다. 술 속에 들어 있던 수분보다 더 많은 양을 소변으로 배출하므로 우리 몸은 건조해진다. 따라서 건조를 막고자 한다면 음주량을 줄이는 것뿐 아니라 음주습관 전체를 바꿔야 한다. 술은 되도록 1차만으로 끝내고, 자리를 옮겨가며 술을 마시는 것은 금물이다. 자리를 옮기면 주종이 바뀔 가능성도 높고, 주종이 섞이면 알코올 분해과정에서 아세트알데히드가 더 많이 발생돼 숙취가 심해진다.

세 번째는 카페인이 든 음료를 많이 마시기 때문이다. 커피는 물론 보리차와 옥수수차를 제외한 거의 모든 차에는 카페인이 들어 있다. 특히 야근을 많이 하거나 낮밤을 바꿔 밤에 일하는 사람들의 경우 잠을 쫓기 위해 많은 양의 커피를 마시곤 하는데, 카페인은 알코올 속 탈수물질과 마찬가지 역할을 한다. 커피와 함께 흡수된 수분뿐 아니라 우리 몸이 지니고 있던 수분까지 함께 배설시켜 버리는 것이다. 커피를 꼭 마셔야 한다면 숭늉처럼 연하게 만들어 마시도록 하자. 연한 만큼 카페인의 양도 적기 때문에 몸의 건조를 막는 데 도움이 된다. 단, 중간중간에 커피 대신 단순한 생수를 섭취하는 것이 중요하다. 커피의 두 배 이상 되는 물을 마셔야만 체내 건조를 막을 수 있다.

노년기 _ 노화를 늦추려면 수분 손실 보충해야

60대가 넘어가면 우리 몸 전체의 수분량은 60% 이하로 떨어진다. 그만큼 세포의 수분량도 감소해 피부를 탄력적으로 유지하는 힘이 줄어든다. 이것이 바로 쭈글쭈글하게 주름이 생기는 이유 중 하나다.

물론 탄력 있는 피부를 유지하기 위해서는 수분뿐 아니라 콜라겐이나 비타민 C, 단백질, 지방, 미네랄 등도 함께 필요하다. 하지만 수분 부족으로 인한 체내 건조는 곧 노화로 연결돼 남보다 주름살도 많아지고 머리카락도 많이 빠지게 되어 신체 나이가 더 들어 보이도록 만드는 원인이 된다.

중요한 것은 우리 몸이 나이가 들수록 갈증을 감지하는 데 둔감해진다는 점이다. 심지어 노년기에는 탈수 상태에서도 목마름을 느끼지 못하기도 한다.

1984년 영국의 의학전문지인 〈뉴잉글랜드 의학저널(New England Journal of Medicine)〉에 노년기 남성들이 젊은 남성보다 체내 건조를 인식하지 못한다는 내용의 연구 결과가 발표됐다. 패디 필립스(P. Phillips) 박사와 연구진의 연구 결과 노인들은 24시간 동안 물을 마시지 않은 탈수 상태에서도 목마름을 느끼지 않은 것으로 나타났다. 명백하게 수분이 결핍된 상황에서 물이 얼마든지 있음에도 물 마실 의사를 보이지 않는 사람도 있었다.

같은 해 〈란셋(The Lancet)〉지는 이 실험을 뒷받침하는 다른 연구를 논설을 통해 실었다. 이듬해에는 노인들에게서 10년 동안 3.5~6ℓ에 이르는 인체 수분 손실이 있음을 보고하는 연구 결과가 실렸다. 막대한 양의 수분 손실은 대부분 세포 내에서 일어났다.

또 다른 연구 결과는 20세 젊은이와 70세 노인의 세포외액과 세포내액의 수분비율이 1:1.1에서 1:0.8로 크게 변한다는 사실을 밝히기도 했다. 앞 장에서 설명했듯 세포내액의 수분 손실이 곧 노화와 노년기의 각종 질병의 원인으로 작용했음을 알 수 있다.

수분과 피부미용

피부를 젊고 아름답고 건강하게 만들기 위해서는 다음과 같은 환경과 영양조건이 필요하다.

수분

성인의 경우, 인체의 65~70%가 수분이다. 따라서 수분이 부족하면 피부가 바람 빠진 공처럼 쭈글쭈글해져 나이보다 늙어 보이게 되고, 그 상태가 오래도록 지속되면 늘어진 피부 상태에 굵은 주름이 영구적으로 자리 잡게 된다. 반대로 부족한 수분을 바로 보충해 바람 빠진 공에 공기를 넣어주면 공이 팽팽하게 펴지듯이 피부도 팽팽하게 펴진다.

또한 수분은 피부에서 발생하는 노폐물과 활성산소를 제거하는 가장 중요한 매개체다. 먼지 등이나 피지선에서 나온 찌꺼기가 피부의 모공이나 다른 것을 막아 염증이나 여드름 등을 만들 수 있는데, 충분한 수분을 섭취한 후 땀을 내서 하는 운동은 이런 피부 트러블을 줄여 주기 때문에 꼭 필요하다. 운동을 하면 땀을 계속 흘리게 되므로 운동 전에는 물을 300cc 정도씩 섭취하고 운동 중에도 조금씩 자주, 한 모금씩 꾸준히 마시는 것이 건강하게 운동하는 비결 중 하나다.

비타민 C

비타민 C는 피부의 노화와 기미·주근깨의 원인인 활성산소를 제거하는 가장 중요한 방어 인자 중 하나다. 또한 피부에 탄력을 주는 콜라겐의 원료이기 때문에 비타민 C가 부족하면 피부가 탄력을 잃고 노화도 촉진되는 것이다. 따라서 하루에 최소한 1000mg 이상의 비타민 C를 꾸준히 복용하는 것이 피부건강의 또 다른 비결 중 하나다.

비타민 A·E

비타민 A와 비타민 E는 비타민 C와 함께 가장 중요한 항산화제 삼총사 중 하나다. 하지만 비타민 A는 과다 복용할 경우 오히려 피부 트러블을 더 일으킬 수 있고 임산부에게는 기형아 발생율을 높이며 흡연자에게는 폐암을 일으킬 수 있다. 그렇기 때문에 비타민 A(베타카로틴) 정제를 복용하는 것보다는 이런 성분이 많이 들어 있는 토마토, 수박, 호박, 당근 등을 꾸준히 복용하는 것이 도움이 된다. 비타민 E는 단독으로 쓰면 활성산소를 제거하면서 또 다른 활성산소를 만드므로, 반드시 비타민 C와 같이 복용해야 한다.

항산화제

과거에는 비타민 A·C·E가 가장 중요한 항산화제로 꼽히곤 했으나 요즘은 이런 성분보다 몇 배 더 강력하고 건강에 좋은 항산화제가 많이 밝혀지고 있다. 대표적인 것이 바로 토마토나 붉은 자몽, 수박 속에 들어 있는 라이코펜 성분이다. 라이코펜은 활성산소를 제거하는 데 뛰어난 효과를 보일 뿐 아니라 흡연자의 폐암 예방에 도움이 된다. 코엔자임 Q10도 최근 항산화제로 각광받는 물질이다. 항산화제는 각기 역할이 조금씩 다르므로, 한 가지 성분만 복용하는 것보다는 최소한 두세 가지 이상을 함께 복용하는 것이 효과적이다.

자외선 차단제

피부에 노화를 일으키는 가장 큰 원인이 바로 자외선이다. 자외선은 피부 속의 활성산소를 활발화게 해 기미·주근깨·주름뿐 아니라 피부암도 일으킬 수 있기 때문이다.

직사광선은 물론이고 빗물이나 눈에 반사되는 자외선의 양도 만만치 않으므로, 직접 햇빛에 노출될 때뿐 아니라 운동을 하거나 스키를 탈 경우에도 자외선 차단제를 최소한 30분 전에 바르는 게 중요하다. 아무리 강력한 자외선 차단제라도 두 시간 이상 가는 경우가 없으므로 두 시간마다 새로 발라주는 것이 자외선을 효과적으로 차단하는 비결이다. 처음에는 크림 타입의 자외선 차단제를 바르고, 그 다음에는 팩트 형태의 자외선 차단제를 사용하면 운동 중에도 편하게 바를 수 있다. 자외선 차단제는 피부에 막을 형성해 수분증발을 막으며 자외선 차단뿐 아니라 보습 효과도 있다. 단, 피부의 호흡이나 모공을 막을 수 있으므로 실내에 들어오면 바로 씻어내는 것이 좋다.

이승남 박사가 추천하는 비타민제

비타민 B복합제 | 에너지 및 영양소 대사에 조효소로 작용하는 비타민 B가 종합비타민 형태로 조금씩 들어 있는 기본적인 비타민제

비타민 C·E | 노화 방지와 피부미용, 치매 예방을 위해서 필요하다.

리코비타민 | 활성산소를 제거하는 항산화제

비오틴 | 비타민 B 종류로, 탈모를 예방한다. 달걀 노른자에 비오틴이 풍부하다.

전이인자(transfer facter) | 초유에서 뽑은 성분으로 면역력을 증강시켜준다.

02

물에 관한 잘못된 건강 상식

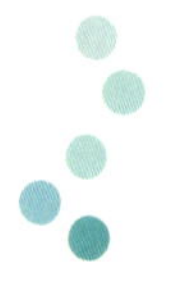

물은
많이 마실수록 좋다?

하루에 필요한 물의 양은 1.6L

성인이 하루에 배출하는 수분의 양은 무려 2.6L나 된다. 대소변으로 1.6L가 빠져나가고 땀을 통해 배출되는 양이 0.6L, 호흡을 통해 수증기로 배출되는 양이 0.4L이 되므로 합이 2.6L다. 매일 음식과 과일로 섭취하는 수분이 약 1L 정도이니 성인이 하루에 마셔야 하는 물의 양은 최소한 1.6L다.

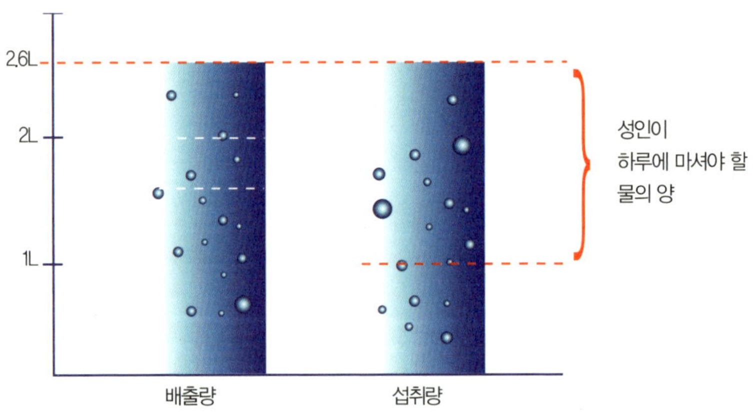

그러나 국민영양조사 결과 남자는 하루 평균 1,061.1mL, 여자는 하루 평균 868.5mL의 물을 마신다고 보고하고 있다(2005년 조사). 2001년 조사보다 증가하

기는 했지만 실제 필요량에는 턱없이 못 미치는 실정이다. 게다가 우리의 생활 속에는 항상 물의 적이 도사리고 있다. 알코올은 소변을 보는 과정에서 혈액 속의 수분을 함께 끌어내고, 담배연기는 호흡기 점막의 수분을 증발시킨다. 커피에 들어 있는 카페인 역시 탈수를 부추긴다.

그런데 무조건 물을 많이 마시는 것이 과연 능사일까? 수분이 아무리 세포 안팎을 오가며 신진대사를 활발하게 하고 독소와 노폐물을 배출시킨다고 해도, 물을 많이 마실수록 건강에 좋기만 할까? 짐작했겠지만 답은 '아니요'다.

필요량보다 지나치면 저나트륨혈증에 빠질 수 있다

하루에 물 2L를 마셔야 하는 사람이 평소와 같은 생활을 하면서 4L를 마신다고 가정해 보자. 항상성을 유지하려는 우리 몸의 특성상 어느 정도까지는 몸이 알아서 조절한다. 하지만 전해질, 특히 나트륨 성분이 부족해져 저나트륨혈증에 빠질 수 있다. 이런 경우 온몸의 세포가 물에 불은 상태가 되어 두통도 생기고 피곤해지고 정신도 혼미해진다. 몸이 붓고 무거워지는 것은 물론이다. 특히 갑자기 한 번에 많이 마시는 경우에 잘 발생한다.

짜게 먹으면서 물을 많이 마시는 경우는 더 문제다. 앞서 나트륨은 수분을 붙잡는 성질이 있다고 했다. 염분에 의해 쓸데없는 수분이 몸에 과도하게 축적되기 때문에 살이 찌면서 부종이 생긴다.

따라서 물은 최소 1.6L 이상 마시되 입안에 갈증기가 전혀 없도록 마시는 것이 가장 좋다. 운동을 하거나 날씨가 더워 땀을 많이 흘리는 경우, 설사를 해 수분 손실이 많은 경우에는 그만큼 더 많은 양의 수분 섭취가 필요하다.

물론 물을 마시는 것만큼 잘 배출하는 것도 중요하다. 소변은 하루에 최소한 네 번에서 여섯 번 정도 보는 것이 적당하다. 두 번 이하일 경우는 수분이 부족하다는 징후이며, 밤에 잠을 자면서 네 번 이상 볼 경우 수분 섭취가 과했거나 신장기능 이상, 남성이라면 전립선비대증일 가능성이 크다. 정리하자면, 평균적으로 성인은 일상생활 속에서 2~2.5L 안팎으로 물을 마시는 것이 가장 좋다.

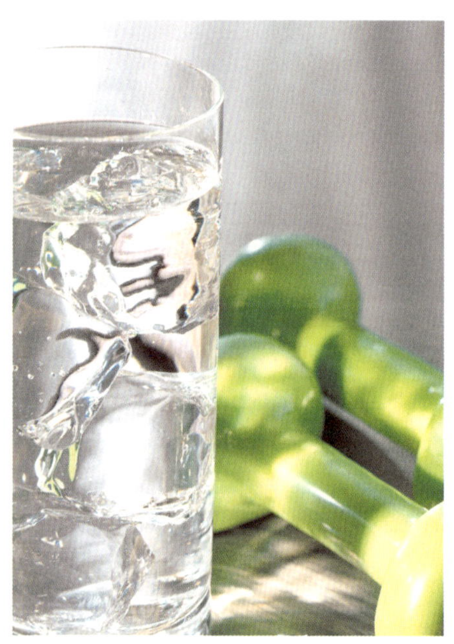

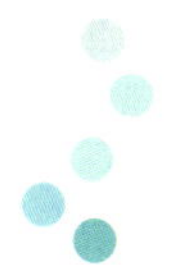

염분은
되도록 섭취하지 않는 것이 좋다?

한국인의 염분 섭취량, WHO 권장량의 3배

2005년 국민건강영양조사에 따르면, 한국인의 하루 평균 소금 섭취량은 13g으로 세계보건기구(WHO)의 권장량인 5g(나트륨 섭취 권장량은 2,000mg. 나트륨 양을 소금의 양으로 환산하고 싶다면 나트륨 양에 2.5를 곱하면 된다)보다 3배 가까이 높다. 어린이(7~12세)만 해도 10g, 청소년(13~19세)은 12g이고, 30~39세의 성인은 15g으로 세계 최고 수준이다.

칼칼하게 곰삭은 김장김치, 아삭아삭한 겉절이, 고추장과 간장에 절여 매콤새콤한 장아찌, 짭조름하면서도 감칠맛 나는 조개젓, 소금에 절여 살이 단단해진 자반고등어까지, 트랜스지방도 콜레스테롤도 없는 우리네 전통식단에 나트륨이 많은 것은 기본적으로 소금이나 간장으로 간을 했기 때문이다.

실제로 식품의약품안전청(KFDA)은 지난해 나트륨 섭취의 주요 급원을 김치류(25%), 장류(22%), 소금(20%) 순으로 명시했다. 기름진 반찬 없이 밥과 김치만으로 포식하는 사람들조차 살이 찌는 이유가 바로 여기에 있다. 지나친 염분 섭취로 쓸데없는 물이 몸에 축적되어 몸이 붓고, 금방 배가 고파져서 탄수화물인 밥을 많이 먹기 때문이다. 신체기능을 정상으로 유지하기 위해 필요한 소금양은 하루 1.3g에 불과하다.

지나친 염분 제한 역시 나트륨 부족증 유발

그렇다고 싱겁게 먹는 식습관이 좋은 것은 아니다. 소금 간을 거의 안 할 경우에는 물을 너무 많이 마셨을 때와 마찬가지로 저나트륨혈증이 생겨 기운이 빠지는 등 여러 가지 증상이 생길 수 있다. 저나트륨혈증이 아닌 경우에는 우리가 먹는 음식으로도 충분히 염분을 섭취할 수 있다. 가장 좋은 방법은 현재 일상적으로 먹는 반찬의 양을 절반 정도로 줄이는 것이다. 몸에 필요한 염분은 충분히 섭취하면서 몸에 좋은 전통식단도 즐길 수 있기 때문이다.

마라톤처럼 땀이 많이 나는 운동을 장시간 하거나 여름날 햇볕 아래서 오래 일하는 농부 등은 땀으로 인한 염분 손실양이 상당하다. 그러므로 기력이 떨어지고 피곤한 경우에는 혈중이온농도(나트륨)를 검사해본 후 필요하면 나트륨을 따로 섭취하는 것이 좋다. 해마다 여름이면 도보로 땅 끝에서 휴전선까지 국토를 종단하는 젊은이들이 있는데, 이들처럼 한여름 땀을 많이 흘리는 경우라면 나트륨 정제약을 하루에 한 알 정도 먹는 것이 도움이 된다.

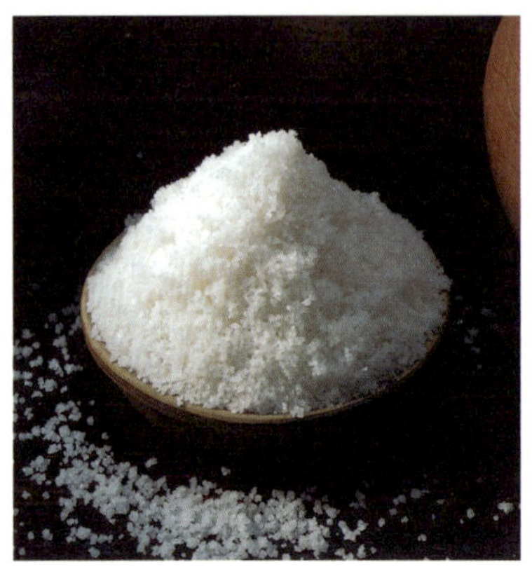

촉촉한 피부를 위해
샤워 후에는 보습제를 발라야 한다?

아토피, 건성피부, 건조한 노년에 보습제 필수

사우나나 목욕탕에서 자주 볼 수 있는 풍경 중 하나. 샤워를 한 뒤 누구나 온몸에 보습제나 오일 등을 바르곤 한다.

과연 모든 이에게 보습제가 필요한 것일까? 아토피 환자나 피부가 건성인 사람의 경우에는 당연히 보습이 필요하다. 피부에 수분이 부족한 상태이기 때문에 샤워를 하자마자 피부가 건조해지는 것을 막기 위해서 전신에 보습제나 오일을 바르는 것이 큰 도움이 된다.

특히 나이가 들수록 체내 건조가 더 심해지므로 나이가 든 사람들은 목욕을 할 때 땀을 너무 많이 흘리지 않도록 주의해야 하며, 가급적이면 때도 밀지 않는 것이 좋다. 겨울철이 되면 각질이 일어나고 몸이 가려워 때를 미는 사람들이 늘어나는데 이는 증상을 악화시킬 뿐이다. 특히 나이가 들수록, 피부가 건조할수록 때를 미는 것은 피부를 상하게 하는 지름길이다. 부드러운 타월에 비누거품을 많이 내서 닦기만 해도 충분히 피부의 노폐물을 없앨 수 있다. 또한 목욕을 끝내고 보습제를 바르는 것이 노년층 모두에게 도움이 된다.

건강한 피부라면 습관적으로 바를 필요 없다

하지만 지성피부를 가진 사람과 땀구멍이 잘 막혀 피부에 염증이 잘 생기는 사람이라면 오히려 보습제가 모공을 막아 증상을 악화시킬 수 있다. 따라서 이런 경우는

지성피부이거나 땀구멍이 잘 막혀 피부에 염증이 잘 생기는 사람은
보습제 대신 충분한 수분 섭취로
땀을 통해서 노폐물을 배출시키는 것이 낫다.

보습제를 안 바르는 것이 피부건강에 더 좋다. 대신 충분한 수분을 섭취하여 수분이 피부를 통해서 노폐물을 잘 배출할 수 있도록 도와주는 것이 보습제를 바르는 것보다 더 낫다.

많은 사람들이 씻고 나면 피부가 건조해질까 걱정하여 보습제를 바르는데 이는 피부에 보습력을 간과하는 것이다. 건강한 피부의 소유자라면 무조건 보습제에 의존하기보다 피부 스스로의 힘을 믿어보자. 목욕이나 사우나를 하고 나면 땀으로 많은 양의 수분이 배출됐음에도 오히려 피부에 윤이 나고 훨씬 탄력 있고 촉촉해진 느낌이 들 것이다. 우리 몸이 따뜻해지면 몸 안에서 수분조절을 담당하는 신장까지 따뜻해진다. 따뜻해진 신장은 활성화되면서 몸에서 불필요한 수분을 재빨리 배출한다. 따라서 피부 세포 대사가 활발해지면서 건조하고 쭈글쭈글한 피부 세포에 신선한 수분이 공급되어 원래의 촉촉함을 되찾는 것이다. 게다가 땀을 충분히 흘리면 땀이 천연 보습 인자(natural moisturizing factor)로 작용해 피부 표면에 윤기를 더해준다. 이처럼 피부는 원래 스스로를 윤택하게 만드는 힘이 있다. 그러나 40세 이후가 되면 피부에 있는 보습인자가 90% 이상 줄어들고 자체적인 보습력도 떨어지기 때문에 보습제를 바르는 것이 좋다.

목욕이나 사우나 전에 약 300mL의 물(맥주잔 한 컵)을 미리 마시고 목욕이 끝난 후에도 갈증이 풀릴 때까지 물을 마셔서 잃어버린 수분을 보충하는 것이 바람직하다. 또 목욕을 하고 나와서 춥다고 실내 온도를 너무 높여서는 안된다. 실내 온도

를 20℃ 정도로 유지하고 가습기를 켜서 건조해지지 않도록 주의해야 한다. 피부가 건조해질 수 있으므로 목욕을 자주하는 것도 삼가야 한다. 샤워는 하루에 한번, 목욕은 1주에 한 번이 적당하다.

목욕 후에 몸에 남은 물기를 타월로 가볍게 닦아내고, 보습제를 발라야 한다면 몸에 물기가 남아있을 때 발라야 촉촉한 피부를 만들 수 있다.

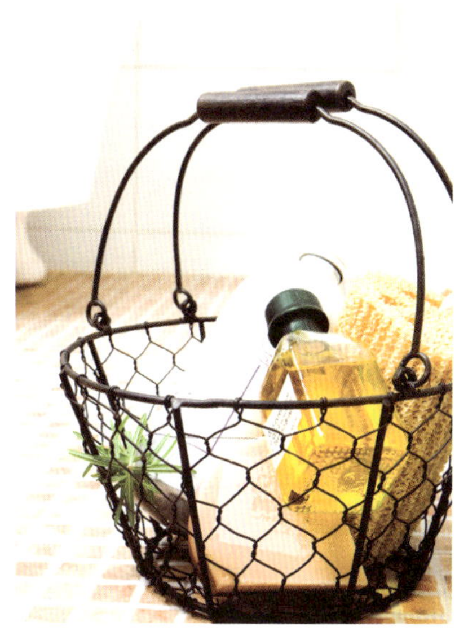

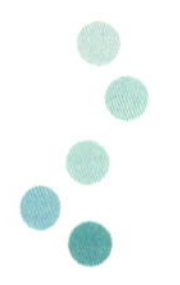

아침을
반드시 먹을 필요는 없다?

부족해진 포도당 및 수분 보충 위해 아침식사 꼭 해야

우리 두뇌와 적혈구와 신장의 일부는 에너지원으로 포도당만을 사용하게 되어 있다. 아침을 굶는 것은 곧 이 세 기관이 사용해야 할 에너지원을 빼앗어가는 셈이 된다. 그래서 아침을 거르면 집중력이 떨어지고 기억력도 떨어지며 몸에 기운이 없어진다. 적혈구가 산소를 옮기는 힘도 약해져서 머리가 멍해지기도 한다.

특히, 요즘 바쁜 현대인들은 아침을 굶는 경향이 있는데 아침에는 조금이라도, 단 한 술이라도 먹어야 한다. 그래야만 이들 세 기관에 필요한 포도당을 공급할 수 있다. 포도당뿐 아니라 밤새도록 자고 일어나서 부족해진 수분도 꼭 보충해야 하기 때문에 아침식사는 반드시 해야 한다.

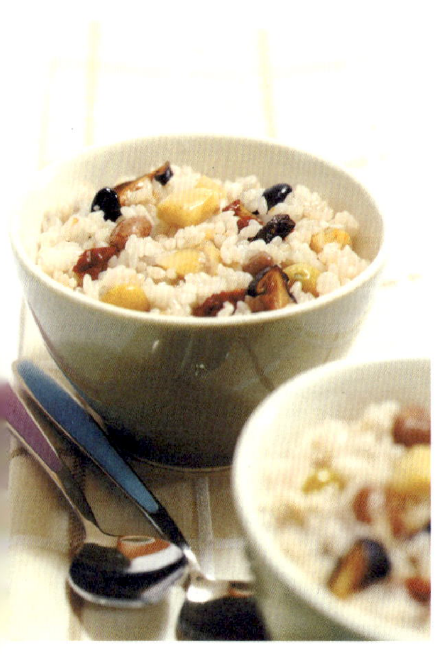

아침식사를 거르면 밥이나 반찬, 국 등 음식물을 통해 섭취하는 수분의 양이 줄어들므로 수분 부족이 심해져서 갈증이 심화될 뿐만 아니라 피부가 탄력을 잃고 늘어져서 더 늙어 보인다. 게다가 아침을 거르면 상대적으로 점심이나 저녁에 폭식을 하게 되어 오히려 전체 섭취 열량이 늘어날 수도 있다. 저혈압인 사람은 수분부족으로 어지럼증을 더 느끼게 된다.

아침 거르면 폭식, 부종, 비만, 고혈압 악순환

식사를 통해 수분 섭취가 이루어지지 않으면 점심 때 짠 국이나 찌개를 모두 먹게 되는데, 이처럼 식사 도중 물을 마시거나 찌개를 많이 먹으면 혈액 속의 인슐린이 증가되어 살이 찌고 위액이 희석되어 소화도 잘 안 된다. 뿐만 아니라 짜게 먹는 것은 몸을 붓게 하고 혈압도 올라가게 하기 때문에 좋지 않다. 이는 결국 비만과 부종이라는 악순환으로 이어진다. 따라서 목이 메거나 갈증이 심해 식사 도중 물을 마셔야 할 때는 반 잔 정도만 마시고 국이나 찌개는 2/3 정도만 먹어서 염분 섭취량을 조절한다.

아침을 거르면 소식을 할 수 있기 때문에 장수의 비결이라고 주장하는 이들도 있다. 아침을 거르면 상대적으로 전체 식사량이 줄어들 수도 있다. 실제로 쥐를 이용한 실험 결과를 보면 음식의 양을 반으로 줄이면 길게는 2배까지 평균 수명이 연장된다는 것을 확인할 수 있다.

하지만 아침을 거르기 때문에 식사량이 줄어드는 것을 소식의 한 형태로 볼 수 있을까? 의학적으로 얘기하는 소식의 형태는 한 끼나 두 끼를 굶어 칼로리를 줄이는 것이 아니다. 평균적으로 하루에 세 끼를 충실히 챙겨 영양을 섭취하되, 그 식사의 양을 줄여 칼로리는 줄이고 비타민이나 미네랄은 보충하는 것이 바로 소식법이다. 마찬가지로 한창 유행했던 한 끼 식사법은 의학계에서 인정한 건강 비법이 아니라 일본에서 일시적으로 유행했던 식사법일 뿐이다.

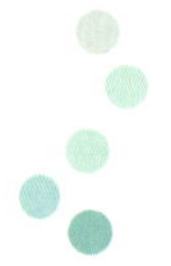

목욕은
오래 할수록 좋다?

목욕으로 땀을 많이 흘리면 혈전이 생기기 쉽다

목욕을 하는 첫 번째 목적은 몸을 씻는 것이지만, 반신욕이나 사우나, 냉온욕 등은 우리 몸의 순환을 원활하게 하고 자꾸만 낮아지는 현대인의 체온을 어느 정도 올리는 데도 도움이 된다. 특히 반신욕은 하지의 순환이 원활하도록 돕는다.

우리는 하루 종일 서서 혹은 앉아서 생활한다. 그래서 혈액이 하체로 많이 몰리게 되고 하체에서 상체로 순환이 잘 안 되는 경우가 많다. 이런 경우에는 하체가 붓거나 차가워지고 하지정맥류도 잘 생긴다. 반신욕이나 족욕을 하면 하체의 혈액순환이 좋아지고 노폐물도 원활하게 제거됨으로써 우리 몸의 독소도 내보낼 수 있고 신진대사도 좋아져 건강을 지키는 데 도움이 된다.

하지만 나이가 많거나 아토피가 심한 경우에는 반신욕이나 사우나를 잘못하면 오히려 건강을 해치고 피부 상태도 더 나빠질 수 있다. 심장병이나 고혈압, 당뇨병 환자의 경우에도 과도한 반신욕이 몸의 균형을 깨뜨리므로 조심해야 한다. 목욕 중 땀을 너무 많이 흘려 몸속의 수분이 빠져나가고 혈액이 끈끈해지면 혈액 속의 적혈구가 뭉쳐 혈전(피떡)을 만들기 쉽다. 그래서 혈전이 뇌혈관을 막는 중풍(뇌경색)이나 심장의 혈관을 막는 심근경색 등이 생길 수 있다.

건강한 경우 반신욕을 포함한 목욕 시간은 20분 전후가 적당하며, 질병을 앓고 있다면 땀이 약간 날 정도인 10분 정도가 적당하다.

온천의 종류

단순천 | 우리나라 온천의 대부분이 이에 속한다. 그 중에서도 척산·수안보·덕산·동래온천이 유명하다.

중조천 | 중조가 주성분인 온천으로 알칼리천이라고도 한다. 마금산·오색온천이 유명하다.

유황천 | 물 1kg 중 유황의 총량이 1mg 이상 함유된 온천이다. 도고·백암·부곡온천 등이 유명하다.

방사능천 | 라돈천 또는 라듐천이라고도 한다. 유성·덕산·해운대·백암온천이 이에 해당한다.

식염천 | 온천수 1kg 중 식염의 함유량이 1,000mg 이상 함유된 온천이다. 해운대·동래·마금산온천이 이에 속한다.

탄산천 | 물 1kg 중 유리탄산이 1,000mg 이상 함유된 온천을 탄산천이라 한다. 온양온천이 이에 속한다.

철천 | 온천수 1kg 중 철이온을 20mg 이상 함유한 온천이다. 이천·덕구·동래·해운대온천이 있다.

산성천 | 온천수 1kg 중 수소이온이 1mg 이상 함유되어 있는 곳이다. 우리나라에는 별로 알려진 곳이 없다.

유산천 | 유산이온이 주성분인 온천으로 온수 1kg 중에 고형성분이 1,000mg 이상 함유된 것을 말한다.

명반천·녹반천 | 물 1kg 중에 고형성분 1,000mg 이상을 함유한 것으로 되어 있으나 실제로는 명반 산성천, 녹반 산성천으로 말하며 눈에 좋은 탕이라 하여 '눈의 탕'이라고도 한다.

중탄산토류천 | 물 1kg 중 고형성분(칼슘, 마그네슘) 1,000mg 이상과 진정작용이 있는 유황을 함유한 무색투명의 온천으로 비누는 녹지 않는다. 우리나라에는 알려진 곳이 없다.

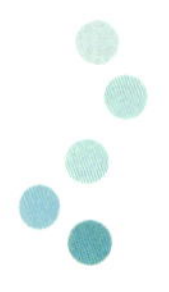

땀을 흘리기 위해
옷을 껴입고 운동하는 것이 좋다?

피부가 숨을 못 쉬면 땀 배출에 역효과

운동의 목적 중 하나는 땀을 흘림으로써 몸속의 노폐물을 밖으로 배출하는 것이다. 땀을 흘리면 심장의 박동도 빨라지고 혈액순환도 좋아진다. 온몸의 근육을 함께 사용하기 때문에 평소에 안 쓰던 근육의 혈액순환과 신진대사를 좋게 하고 노폐물 배출을 돕는다.

그러나 땀이라고 다 같은 땀이 아니다. 사우나를 통해 억지로 흘리는 땀은 일시적으로 체중을 줄일 뿐이다. 수분이 빠져나가기 때문에 일시적으로 체중이 줄어든 듯 보이지만, 수분과 함께 다른 미네랄도 빠져나가서 오히려 심장이나 신장에 부담을 준다.

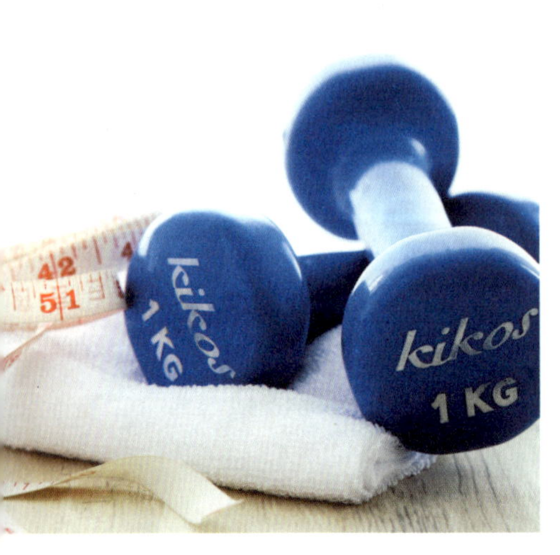

옷을 두껍게 입고 운동을 함으로써 땀의 양을 늘리는 것은 사우나로 땀을 흘리는 것과 다를 바 없다. 온몸을 옷으로 다 덮은 채 운동을 하게 되면 처음에는 땀이 더 빨리 난다. 하지만 피부가 숨을 쉴 수 없어 땀구멍으로 나온 땀이 피부 밖에서 막을 형성한다. 결과적으로 열 발산이 제대로 안 되기 때문에 오히려 땀 배출을 방해한다.

비닐 랩으로 온 몸을 칭칭 둘러싼 다

음 운동을 하는 것은 더더욱 나쁘다. 날씬하고 건강해지기는커녕 오히려 독이 된다.

우리 피부는 마치 폐와 같아 알게 모르게 공기를 필요로 하고 숨을 쉰다. 그런데 옷을 꼭꼭 껴입으면 숨통을 막는 셈이 되어 피부도 몸도 건조해지기만 하고 건강에는 도움이 되지 않는다.

물과 몸의 지나친 영양은 병을 부른다

농작물에 뿌려진 비료와 가정에서 흘러나오는 하수에는 많은 영양분이 들어 있다. 그것이 저수지로 흘러 들어가면 저수지는 정상 상태보다 영양분이 많아져 여러 가지 이상 현상이 나타난다. 이런 현상을 부영양화(富營養化 : '영양이 많다'는 뜻) 현상이라고 한다.

영양분이 저수지에 많이 흘러 들어오면 식물성 플랑크톤의 번식이 활발해지는데, 플랑크톤은 수명이 매우 짧아 활발한 번식 후에는 곧 죽게 된다. 이러한 플랑크톤의 사체가 분해될 때 물속에 녹아 있는 산소가 소모되어 다른 생물의 번식을 방해한다. 사체의 분해로 생기는 질소, 인 등은 또 다른 살아 있는 플랑크톤의 먹이가 되어 잘 자라게 된다. 이런 현상이 빠른 속도로 진행되면 물속의 생태계도 파괴되고, 맑은 물이 녹색 또는 검붉은 색으로 변하고 악취가 나기도 한다.

이러한 부영양화 현상을 사람의 비만과 비교할 수 있다. 인체에 영양소가 너무 많이 살이 찌면 더 건강해지는 것이 아니라 넘치는 에너지가 모두 지방으로 저장돼 질병을 부르는 것과 같다.

정수기 물은 좋고
수돗물은 나쁘다?

위생적으로 관리되지만 소독약 냄새에 거부감

수돗물은 음용수다. 그냥 마셔도 된다는 뜻이다. 수돗물은 본래 식수로 사용하기 위한 것으로 생각보다 철저히 관리된다. 그래서 박테리아나 바이러스, 곰팡이균이 있을 수 없다. 때때로 수돗물을 틀면 투명한 물이 아니라 하얀 물이 나오는 경우가 있다. 이를 약품 처리한 탓으로 오해하곤 하는데 이는 산소 때문이다. 물을 받아 놓고 시간이 지나면 곧 투명해진다.

문제는 소독과정에서 염소 등 소독약 냄새가 남는다는 것과 낡은 수도관과 물탱크를 통과하면서 다른 중금속에 오염될 가능성이 있다는 점이다. 그러므로 아침에 처음 물을 틀면 3분가량은 그냥 틀어두도록 하자. 파이프의 나쁜성분이 밤새 고여 있다가 아침에 나올 수 있기 때문이다. 그냥 흘려버리기 아깝다면 설거지나 빨래에 쓰는 것이 좋다. 파이프의 납 성분은 온수에 더 쉽게 녹으므로 온수는 식수나 소독용으로 쓰지 않는다.

수돗물을 맛있게 마시려면 전날 저녁에 미리 물을 받아 두는 것이 좋다. 하룻밤 사이 나쁜 냄새가 날아간다. 오염된 중금속이 밑으로 가라앉기 때문에 마실 때는 윗물을 마셔야 한다.

고인 물보다는 흐르는 물이 좋다

물에 숯을 조금 넣은 채 하룻밤 놔두면 숯의 미네랄 성분이 녹아 물이 알칼리성으

수돗물에 보리나 결명자, 옥수수를 넣고 끓이면
중금속이 감소한다. 수돗물은 10~15℃일 때
가장 맛있으므로 냉장고에 넣어 두었다가 마시도록 하자.

로 바뀐다. 숯은 정수력이 뛰어나 소독약 냄새도 잡아주고 물맛도 좋아진다. 수돗
물을 끓여 먹는 경우라면 물이 끓기 시작한 후 바로 불을 끄지 말고 뚜껑을 연 채
로 약 5분 정도 더 끓이면 염소를 확실히 제거할 수 있다. 이때도 역시 숯을 넣고
끓이면 물맛이 좋아진다. 한 번 쓴 숯은 버리지 말고 말린 후 다시 쓰면 된다.

보리차나 결명자차, 옥수수차를 넣고 끓이는 것도 중금속을 감소시키는 방법 중
하나다. 수돗물은 10~15℃일 때 가장 맛있으므로, 냉장고에 넣어 두었다가 마시도록
하자.

정수기 물은 수돗물을 거른 것으로 중금속이나 약품으로 인한 오염 걱정을 하지
않아도 된다. 그러나 정수기 물 역시 흐르는 물이 아니라 고인 물이다. 정수된 물이
정수기 내에 고여 있다가 나오는 것이므로, 하루 종일 정
수기를 사용한다면 상관없지만 집을 비우는 등 한동
안 정수기를 사용하지 않았다면 고여 있던 물을 버린
후 다시 정수해서 사용해야 한다.

물은
끓여서 먹는 것이 좋다?

용존산소량이 풍부한 물이 몸에 좋은 물

물은 찬물보다는 따뜻한 물이 흡수가 더 잘 된다. 물은 끓이면 온도가 올라가면서 물 분자 활동이 활발해지기 때문이다.

하지만 흡수가 잘 된다고 해서 끓인 물이 몸에 더 좋은 것은 아니다. 물을 끓이는 동안 물속에 녹아 있던 용존산소량이 줄어들면서 물의 생명력을 죽인 것이나 다름 없기 때문이다. 게다가 식수로 이용하기 위해 물을 끓일 경우 대개 끓인 물을 식혀서 마시는데, 이렇게 물을 끓였다가 식히면 끓이지 않은 물과 똑같은 상태가 된다.

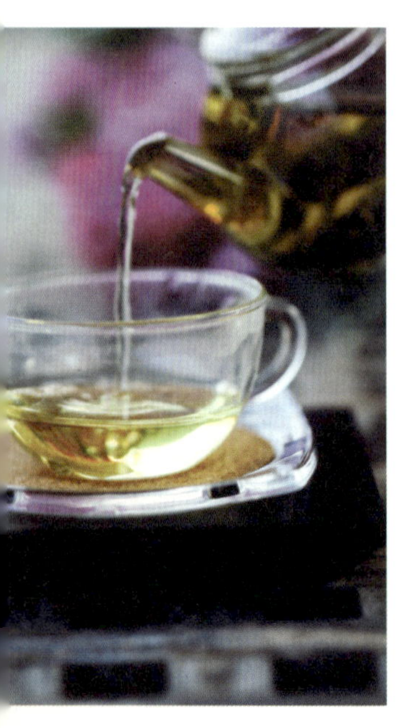

따라서 몸에 좋은 물, 생명력 있는 물을 마시기 위해서는 좀 덜 흡수된다 하더라도 자연 상태의 찬물을 먹는 게 더 좋다. 왜냐하면 온도가 낮을수록 우리 몸에 좋은 육각수가 증가하기 때문이다. 냉장고 온도인 4℃에서는 육각수가 약 23% 증가하며, 끓인 물에는 육각수가 전혀 없다.

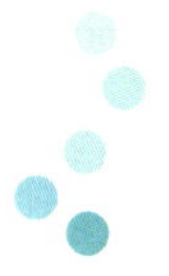

물은 운동 전보다
운동 후에 마셔야 한다?

운동 전 미리 마시고 운동 후 더 마셔라

운동을 하면 땀을 많이 흘린다. 땀을 흘리면 갈증도 심해지고 수분 흡수도 더 잘 된다. 그래서 운동을 하고 나면 물이나 이온음료를 마셔서 수분을 섭취하게 된다. 반면, 운동 전에 물을 마시면 위가 출렁거려서 안 좋다고 하여 운동 전에는 대부분 물을 마시지 않는다. 과연 그럴까?

운동 전에 물을 마시지 않으면, 운동 중 많은 양의 땀을 흘리면서 혈액이 끈끈해져 혈전이 생길 가능성이 높다. 끈끈해진 피와 혈전은 좁아진 혈관을 막을 수 있기 때문에 언제 터질지 모르는 지뢰와 같다. 혈전이 두뇌 혈관을 막으면 뇌졸중이나 뇌출혈이, 심장혈관을 막으면 심장마비가 올 수 있다.

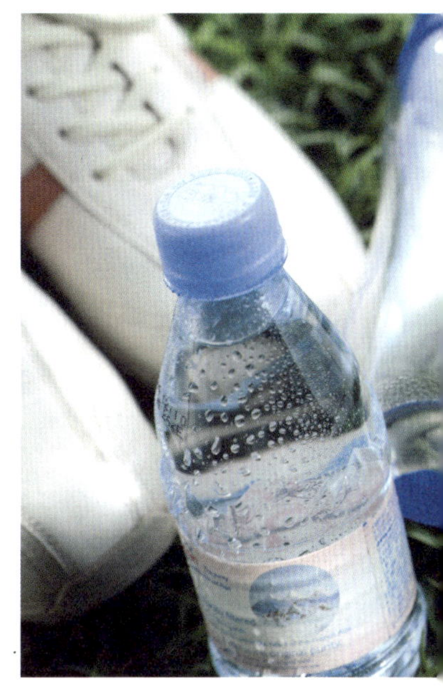

　따라서 혈전 예방을 위해서라도 운동 전에 미리 물을 마시는 것이 좋다. 운동 중에도 물을 조금씩 마시고, 땀을 많이 흘리면 운동 후 한 잔 더 마시는 게 좋다.

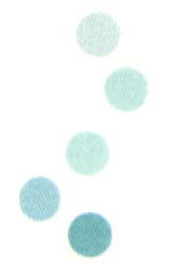

스팀 마사지는
피부에 좋다?

너무 오래 하면 피부 호흡 방해

스팀 마사지는 피부 겉에 수분을 공급해주므로 피부를 촉촉하게 하는 데 도움이 된다. 하지만 너무 오랫동안 스팀 마사지를 하면 피부가 숨을 쉴 수 없어 붓거나 순환장애가 올 수 있다. 마치 오랫동안 물속에 들어가 있는 것과 같은 상황이 된다.

따라서 스팀 마사지를 할 경우에는 5분에서 10분 정도 스팀을 쐰 후 바로 수건으로 닦아내고, 건성피부인 경우 피부보습제나 오일 종류를 발라주는 것이 좋다. 지성피부인 경우에는 가벼운 스킨이나 로션 정도면 충분하다.

스팀을 직접 쐬지 않고 수건을 더운물이나 찬물에 적셔서 찜질을 하거나 마사지를 해도 좋다. 이 같은 온·냉 타월 마사지는 옛날부터 사용해온 방법으로, 말초혈관의 순환을 좋게 해주고 노폐물 제거에도 도움을 줘 건강에 아주 좋다. 단, 타월 마사지를 할 때 너무 세게 문지르면 피부가 상하므로 부드럽게 문지르는 것이 중요하다. 온·냉의 반복으로 면역력이 증가되는 효과도 있다. 뇌경색, 뇌졸중, 심근경색, 고혈압 환자들은 온탕과 냉탕에 반복해 들어가는 목욕법을 삼가는 것이 좋다. 혈압이 갑작스럽게 올라가서 심장이나 혈관에 부담을 주기 때문이다.

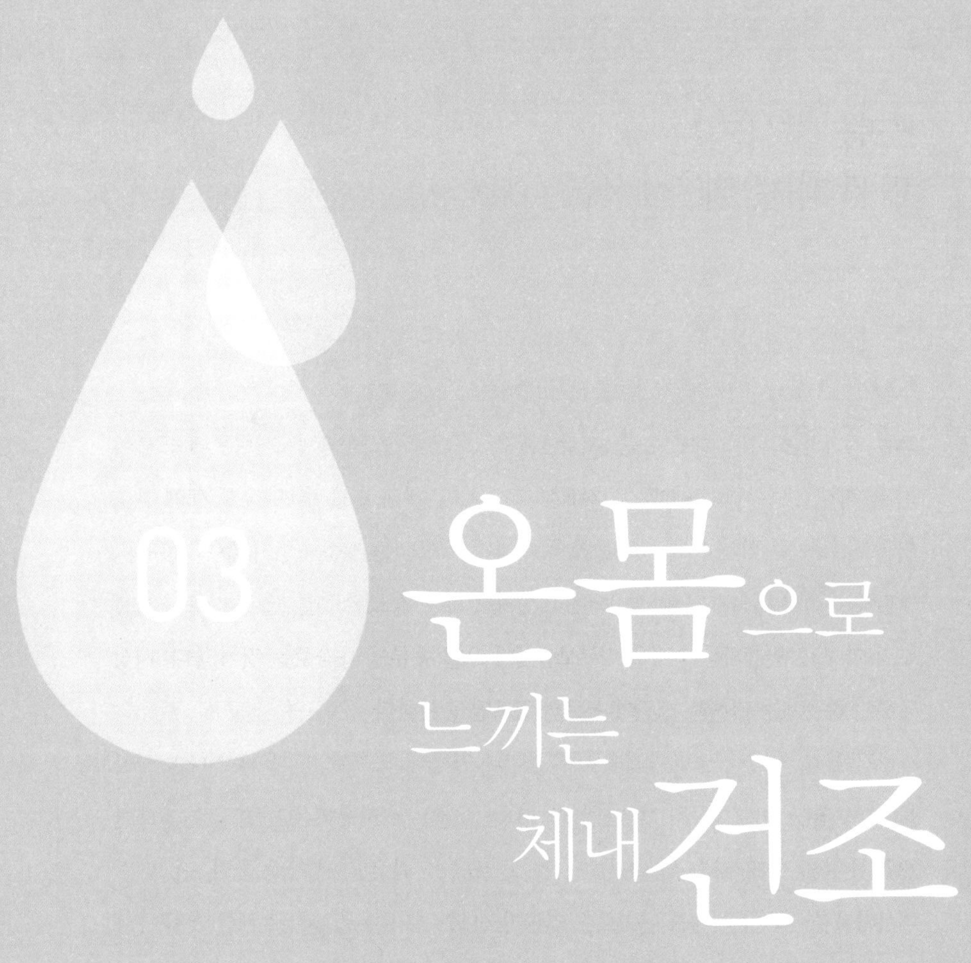

03

온몸으로 느끼는 체내 건조

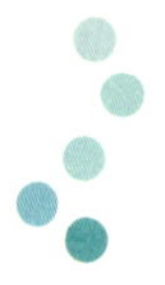

수분 부족이
몸과 마음에 미치는 영향

수분이 부족하면 업무 효율이 떨어지고 무기력해진다

유럽의 생수 회사인 볼빅(Volvic)에서 1백 개 회사의 직장인을 대상으로 수분 부족이 몸과 마음에 미치는 영향에 관해 조사한 적이 있었다. 그 결과, 우리 몸의 수분이 1% 부족하면 목마름을 느끼고, 2% 부족하면 업무 효율성이 떨어지기 시작하는 것으로 나타났다. 4% 부족하면 무기력·무감각해지고 정서가 불안해졌으며 스트레스에 대한 내성이 떨어지고 구역질까지 느끼곤 했다.

목이 마르다고 느끼는 것은 몸속 수분이 이미 어느 정도 고갈된 상태라는 신호다. 수분 부족이 상당히 지속된 후에야 목마름을 깨달을 수 있기 때문이다. 간혹 몸이 심하게 건조함에도 입안이 마르지 않는 경우도 있어서 입이 건조한 것만으로는 체내 건조를 알 수 없다.

다행히도 우리 몸은 체내 건조를 알리는 정밀한 장치를 가동시키고 있다. 다양한 증상으로 체내 건조를 알리고 있건만, 우리가 건조 증상임을 알아채지 못할 뿐이다.

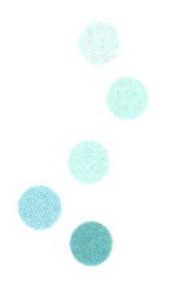

건조 증상을 나타내는
우리 몸의 신호

핑 돌며 어지럽다

어지럼증에는 여러 가지 원인이 있지만, 지병이 있거나 영양 섭취에 심각한 불균형이 있는 경우가 아니라면 수분 부족으로 인한 저혈압이 원인인 경우가 많다. 특히 앉아 있거나 누워 있다가 일어날 때 하늘이 핑 도는 경우는 빈혈이나 평형감각 이상과 같은 신경계의 문제가 아니라 기립성 저혈압인 경우가 많다.

혈액의 94%는 수분이다. 수분이 부족하면 혈압이 떨어진다. 혈압이 떨어지면 뇌로 들어가는 혈액의 양이 적어져서 일종의 뇌허혈 증상이 생긴다. 마치 산소가 부족한 것처럼 뇌 속의 수분이 부족해져서 어지럼증이 생기는 것이다.

현대인은 음식을 통해 철분을 비롯한 다양한 영양소를 풍부하게 섭취하기 때문에 질병이 있거나 육식을 기피하지 않는 한 좀처럼 빈혈이 생기지 않는다. 여성의 경우에는 생리 전이나 배란기 때 호르몬의 영향으로 몸이 부으면서 기립성 저혈압이 생기기 쉽다. 그래서 여성이 남성보다 어지럼증을 느끼는 경우가 더 많다.

이런 경우 하늘이 핑 돌면서 어지럽다는 이유로 철분제를 먹는 경우가 있다. 빈혈이 없는데도 철분제를 먹으면 과도한 활성산소를 만들고 혈액이 더 끈끈해져서 암이나 중풍 등이 생길 확률만 더 높아진다.

혈액이 끈끈해진다

땀을 지나치게 많이 흘리면 혈액 속의 수분이 빠져나가면서 혈액이 끈끈해진다. 혈액이 끈끈해지면 혈액 속의 적혈구가 더 잘 뭉쳐 혈전을 만들기 쉽다. 또 혈액의 농도가 높아져 고혈압과 동맥경화가 생기기도 쉽다. 혈액의 농도와 혈전 생성 여부는 생혈액 검사를 통해 알 수 있다.

끈끈한 혈액과 혈전이 심장을 막는 것이 바로 심장마비다. 심장마비가 곧 사망으로 이어진다는 것은 누구나 아는 사실. 개그맨 고 김형곤 씨가 바로 그런 경우였다. 그는 비만 탈출을 위해 열심히 노력해 체중을 30kg 가까이 줄였지만, 화장실에서 일을 보던 중 갑작스런 심장마비로 생명을 잃었다. 운동하기 전에 사우나에서 땀을 많이 흘리고 운동하는 동안 땀을 또 흘리면서 그의 혈액이 지나치게 끈끈해졌던 것이다.

사우나 중에 뇌졸중이 생기는 경우가 많은데, 이는 끈끈해진 혈액이 두뇌 속의 혈관을 막아 뇌경색이 생기기 때문이다. 따라서 운동을 하려면 최소한 30분 전에 물을 한 잔 마시고 운동 후에도 목이 마를 때마다 조금씩 자주 목을 축여야 한다. 불상사를 막는 최고의 예방법은 바로 수분 섭취다.

소화가 잘 안 된다

수분이 부족해 노폐물이 몸 안에 쌓이면 우리 몸은 병에 걸렸을 때와 마찬가지로 반응한다. 매일 계속하던 세포 재생 대신 노폐물을 제거하는 데 모든 에너지를 쏟는 것이다. 그래서 수분이 부족하면 많은 신체기관, 특히 소화기와 림프계·신장 등이 무기력해진다. 특히 소화과정에는 처음부터 끝까지 물이 필요하기 때문에 더 무력해지기 쉽다.

음식이 들어오면 치아의 씹는 작용과 함께 침의 소화효소가 음식을 부드럽게 만든다. 음식물은 식도와 위와 소장의 소화기관을 거치는 동안 탄수화물은 포도당으로, 단백질은 아미노산으로, 지방은 작은 지방산으로 각각 쪼개져 흡수되기 적합한 형태가 된다. 비타민과 미네랄 역시 물에 녹아 흡수되기 쉬운 형태로 바뀐다.

물에 의해 음식물이 용해되고 분쇄되고 나누어지는 과정을 가수분해라고 한다. 가장 작은 단위로 쪼개진 영양성분이 세포에 도달하기까지 이를 수송하는 것 역시 물이다. 또한 흡수된 영양성분이 에너지로 바뀌는 과정 역시 물이 필요하다. 그러니 몸이 건조하면 당연히 소화가 잘 되지 않는다.

반면 수분 섭취가 과해도 소화가 잘 안 된다. 식사 직전이나 직후에 마시는 물은 소화액을 희석시켜 속을 더부룩하게 하기 쉬우며, 식사 중에 마시는 물은 당분 흡수를 촉진시켜 살이 찔 수 있다. 따라서 물에 밥을 말아먹거나 국물과 함께 먹는 습관은 좋지 않다. 가장 좋은 것은 식전 또는 식후 30분에서 1시간 사이에 물을 마시는 것이다.

변비가 생겼다

음식물을 섭취하면 영양소는 흡수되고 찌꺼기는 서서히 압축돼 대장으로 이동하게 된다. 음식물 찌꺼기가 서서히 압축돼 대장으로 이동하는 동안 수분은 윤활제 역할을 한다. 변이 원활하게 배출될 수 있도록 적당히 무르고 부드러운 상태로 만드는 것이다.

그런데 소장의 마지막 마디와 대장의 대부분은 체내 건조에 대비해 물을 자꾸 흡수하려는 경향이 있다. 수분이 부족하면 변은 소장과 대장을 거치는 동안 단단하고 동글동글하게 뭉쳐지게 된다. 또한 윤활제가 부족해 유통 속도도 느려진다. 변비가 생기는 것이다.

변비를 개선하려면 부드러운 섬유질을 물과 함께
마시는 것이 좋다. 수분 섭취 없이 식이섬유만 먹는다면
변이 더욱 단단해져 변비를 악화시킬 뿐이다.

문제는 변이 배출되지 못하는 동안 대변 속의 이산화탄소나 메탄가스 등 나쁜 가스가 몸으로 흡수돼 두통이나 메스꺼움, 소화불량, 식욕부진 등을 일으킨다는 점이다. 변이 장 속에 머무는 시간이 길수록 발암물질이나 노폐물이 대장과 접촉하는 시간도 길어진다. 이처럼 발암물질과 자주, 오래 접촉할수록 대장 세포는 변형되기 쉽고 이는 대장용종이나 게실을 만들며 심한 경우에는 대장암의 원인이 된다.

흔히 변비 탈출을 위해 식이섬유를 먹곤 하는데 이때 부드러운 섬유질을 물과 함께 마시는 것이 중요하다. 수분 섭취 없이 식이섬유만 먹는다면 변이 더욱 단단해져 변비를 악화시킬 뿐이다.

수분을 잘 흡수하는 부드러운 섬유질을 물과 함께 먹는 것이 변비에서 벗어나는 가장 자연스러우면서도 손쉬운 방법이다. 거친 섬유질은 소화불량의 원인이 될 수 있다.

자꾸만 열이 난다

수분은 우리 몸에서 체온을 조절하는 역할을 한다. 체온 조절이 좀처럼 안 되는 것은 수분이 부족하다는 또 다른 신호다.

수분 조절이 안돼 몸에 신호가 온 대표적인 경우가 바로 일사병이다. 여름날 뜨거운 뙤약볕 아래에서 땀을 뻘뻘 흘리며 일을 한다거나 무리하게 운동을 하면 일사병

으로 쓰러지기 쉽다. 땀을 많이 흘린 탓에 수분 손실이 커 몸에 수분이 부족해지면서 체온을 조절하는 능력을 잃게 돼 더위를 견디지 못하고 쓰러지는 것이다.

열이 펄펄 끓어 40℃ 이상이 되면 어린아이들은 열성 경련을 일으킨다. 이 또한 마찬가지로 수분 부족 때문에 일어나는 현상이다. 수분이 부족하면 체온 조절 능력이 떨어지기 때문에 고열로 인한 경련을 일으키는 것이다.

특별한 이유 없이 피곤하다

에너지를 만드는 과정은 물이 없으면 이루어지지 않는다. 앞서 설명한 미네랄 이온 펌프의 삼투 평형을 조절하는 중앙통제장치가 바로 물이다. 물이 칼륨을 세포 속으로 집어넣고 나트륨을 밖으로 밀어내며 펌프를 돌리는 과정에서 에너지가 만들어진다. 물이 펌프 단백질을 회전시키면 나트륨과 칼륨은 펌프 단백질에 붙어 '발전기의 자석' 역할을 한다. 수력 발전소에서 전기를 만드는 것과 같은 이치다.

이 과정이 원활하게 일어나려면 세포 내부에 75%의 물이 있어야 한다. 그래야 세포막을 통과해 흐르는 물이 펌프를 회전시키고, 이 과정을 통해 나트륨과 칼륨 같은 원소들의 교환이 이뤄질 수 있다. 물을 꾸준히, 규칙적으로 마시지 않으면 에너지가 만들어지지 않으니 자연히 피곤해질 수밖에 없다.

우리 몸은 물 저장할 수 없다. 마신 물은 소화·흡수·에너지 생성·노폐물 제거 등 수많은 역할을 해야 하느라 바쁘고, 쓰고 남은 물은 모두 소변으로 배출된다. 그렇기 때문에 물을 계속 마시지 않는다면 에너지를 만들 여력이 없어 피곤해질 수밖에 없다

괜히 짜증이 나고 초조하며 우울하다

짜증이나 초조, 우울은 뇌의 전두부가 자신의 활동 영역 안에서 수분이 부족하다

고 불만을 토로하는 것이다.

몸은 물이 없으면 일부 핵심자산들을 항산화물질로 사용해야만 한다. 소변이 충분히 생산되지 않아 제거하지 못한 대사과정의 독성 폐기물을 처리해야 하기 때문이다. 이때 동물의 성장에 꼭 필요한 필수아미노산인 트립토판과 신진대사를 위해 반드시 있어야 하는 알파아미노산인 티로신이 포함된다. 이 둘은 간에서 독성 폐기물을 중화시키기 위한 항산화물질로 희생된다.

또한 신체기능의 평형을 유지하고 통합하는 데 필요한 신경전달물질인 세로토닌, 멜라토닌, 트립타민, 인돌라민 등을 제조하기 위해 트립토판을 사용한다. 그래서 수분이 부족하면 신진대사에 쓰여야 할 필수아미노산의 일부가 끊임없이 고갈되기 때문에 나른하고 늘어지는 느낌이 든다.

우울해지면 체내 건조가 보다 심각한 국면으로 접어든 것이다. 우울감은 이런 물질이 체내에 충분하지 못할 때 생긴다. 티로신은 뇌가 아드레날린과 노르아드레날린, 도파민 등 신경전달물질들을 만들기 위해 사용하는 아미노산이다. 티로신이 간에서 해독을 위해 사용되느라 신경전달물질의 활동이 부족해져서 사람의 활동력이 떨어지고 마음도 우울해지는 것이다.

짜증이 나거나 이유 없이 우울하다면 두세 잔의 물을 천천히 마셔보자. 곧 냉정을 되찾고 평소의 모습으로 돌아갈 수 있을 것이다.

얼굴이 붉어진다

뇌는 85%가 물이다. 뇌는 언제나 염분기가 있는 뇌척수액 속에 잠겨 있다. 그래서 아주 미세한 수분 결핍에도 극도로 민감하게 반응한다. 인체의 많은 장기 중에서 수분 공급의 우선권을 갖고 있는 것이 바로 뇌다.

체내 건조 상태에서 탈수가 계속되거나 온도가 높아지려고 할 경우, 뇌는 다른 조직을 희생해서라도 뇌혈관계에 많은 혈액이 흐르도록 한다. 수분이 충분히 공급되지 않으면 뇌는 뇌혈관을 적당한 비례로 팽창시킨다. 그래서 얼굴이 붉어지는 것이다.

얼굴은 이목구비를 담고 있는 단순한 기관이 아니다. 수많은 신경종말(nerve ending)이 공급되는 수용체다. 신경종말은 끊임없이 주변 환경을 감시해 그 정보를 뇌에 보고한다. 즉, 얼굴은 고도로 민감한 기능을 갖고 있는 뇌의 연장기관인 셈이다. 그래서 얼굴의 신경종말에도 수분이 충분히 공급되어야 한다. 그래야 뇌에 혈액 공급이 증가하면서 얼굴에도 순환이 증가하는 것이다.

흔히 알코올 중독의 경우 코가 빨간데, 이는 알코올이 뇌를 심하게 건조하게 만들고 숙취로 인한 두통을 유발하기 때문이다. 누군가 얼굴이 상기되고 코가 빨갛다면 그의 몸이 건조하다는 증거다.

머리가 무겁고 아프다

뇌세포는 지속적으로 활동하는 가운데 신진대사의 독성 폐기물을 만들어낸다. 폐기물은 언제든 깨끗이 처리해야 하는 것이 원칙이다. 왜냐하면 뇌세포 자신이 산성 물질 형성을 견디지 못하기 때문이다.

뇌가 체내 수분 공급의 우선권을 갖고 있는 것은 이 때문이다. 뇌는 수분이 부족하면 노폐물을 치우기 위해 스스로 더 많은 혈액을 공급 받으라는 명령을 내린다. 머리가 무거운 것은 바로 그 신호다.

뇌에 혈액이 공급되려면 심장 대동맥에서 뻗어 나온 뇌 경동맥을 통해 두피와 얼굴, 혀를 거쳐 두개골 속을 통과해야 한다. 뇌에 더 많은 혈액을 공급하라는 명령에 따라 동맥들이 억지로 팽창하면 얼굴과 두피의 혈액순환이 증가해, 관자놀이 주변 동맥들이 강하게 박동하면서 두통이 시작된다. 증가된 뇌혈류마저도 뇌세포에 충분히 수분을 공급하지 못하면 편두통까지 생길 수 있다.

어린이들이 탄산음료를 과다 섭취하면
음료 속 카페인의 이뇨작용 때문에 몸 안의 수분이 부족해지고
뇌에 수분 공급이 원활하지 않아 집중력이 떨어진다.

숙면을 취하지 못한다

목이 마르면 갈증으로 인해 자꾸 잠을 깨게 되고, 부족한 수분 때문에 체온도 올라가서 더위를 느껴 숙면을 취하지 못하게 된다. 깊은 잠에 들지 못하므로 계속 꿈을 꾸거나, 악몽에 시달리거나, 마치 몸살에 걸린 것처럼 아플 수 있다.

우리 몸은 자는 동안에도 지속적으로 수분을 잃어간다. 꼬박 8시간을 잘 경우 호흡을 통해 많은 수분을 잃게 되고, 자는 동안 땀을 흘리기 때문에 체내 건조가 심해진다.

따라서 낮에 충분한 수분을 보충하는 것이 필요하고, 잠들기 전에는 약 1/4컵 정도의 물을 마시는 것이 도움이 된다. 단, 너무 많은 수분을 마시면 반대로 소변을 보느라고 자주 일어날 수 있으므로 갈증이 없어질 정도만 마시도록 한다.

참을성이 부족하고 집중력도 떨어진다

인내심을 갖고 한 가지 일에 집중해야 할 때, 뇌는 평소보다 더 많은 에너지를 소모한다. 만일 에너지가 충분하지 않다면 뇌는 가능한 한 빨리 그 일을 그만두라고 명령한다. 그래서 에너지가 부족할 경우 참을성이 부족한 것처럼 보인다.

집중력 저하 역시 마찬가지다. 하나의 주제나 학습과정에 초점을 맞추기 위해서는 많은 에너지가 필요하다. 뇌에 수분이 충분히 공급될수록 더 많은 에너지를 생산하고 새로운 정보를 기억에 새겨 넣을 수 있다.

어린이의 집중력 장애의 원인으로 탄산음료 과다 섭취가 지목되는 것도 탄산음료 속 카페인이 이뇨작용을 해 수분이 부족해지고 다른 첨가물이 정서 불안을 야기하기 때문이다.

관절이 뻑뻑한 느낌이다

관절은 뼈와 뼈 사이의 충격을 흡수하는 완충작용을 하는 아주 중요한 기관이다. 모든 관절은 연골로 둘러싸여 있고, 연골과 관절을 둘러싼 완충액을 지닌 관절낭이 존재한다. 관절낭은 마주한 연골 표면이 부드럽게 움직일 수 있도록 일종의 윤활유 역할을 한다. 우리 몸이 건조해지면 관절낭의 완충액이 부족해지고, 관절이 받는 충격도 덜 흡수하게 된다.

자동차의 엔진오일이 오래되면 마르고 더러워진 엔진이 잘 안 돌아가는 것처럼 관절도 관절낭이 마르면 뻑뻑해진다. 또한 관절낭이 줄어들면 관절에 수분과 혈액 공급도 잘 안 된다. 연골도 건조해져 딱딱해지면 잘 부서지고 충격흡수를 할 수 없어 쉽게 찢어진다.

관절에 통증이 반복된다면 그것은 통증 부위에 수분이 부족하다는 신호다. 수분이 부족해 관절 부위에 쌓인 산이나 독성물질을 씻어내지 못하기 때문이다.

뱃살이 늘어난다

수분이 부족하면 호르몬의 능력도 떨어지고 변비도 잘 생긴다. 만성 변비는 배 속에서 순환장애를 일으키고 내장지방을 축적시킨다. 내장지방이 축적되면 노폐물 배출은 더욱 더 어려워진다. 그래서 순환이 더 안 되고 내장지방이 더 잘 생기는 악순환이 반복된다.

체내 건조로 인해 호르몬이 부족해지면 살이 찌는데, 특히 성장호르몬과 여성호르몬이 줄어들면 뱃살이 찐다. 성장호르몬 부족은 근육 감소와 복부지방 증가를 일으키고, 줄어든 근육량은 기초대사량을 떨어뜨려 더욱 더 비만의 악순환으로 깊이 빠지게 한다.

한편 여성호르몬이 부족해지면 혈액 속의 콜레스테롤이 증가되어 배나 간에 축적되며, 이로 인해 복부비만이나 지방간이 생기게 된다.

기억력이 나빠진다

뇌세포 속의 수분까지 부족해지면 우선 적혈구를 통해 전달되는 산소와 영양 공급이 부족해지고, 이로 인해 뇌세포의 기능이 떨어진다. 뇌세포 내의 수분도 부족해지면 재생 능력이나 정보전달 능력이 떨어져 기억력도 나빠진다.

이보다 더 중요한 것은 혈액순환이 가장 나쁜 장소부터 수분 공급이 잘 안 되면서 자기도 모르게 뇌세포가 조금씩 조금씩 망가진다는 점이다. 이로 인해 건망증이 생긴다.

눈을 자주 깜박인다

눈을 자주 깜박이는 것은 눈물이 충분히 나오지 않아 건조하다는 의미이다. 실제로 안구건조증이 있는 경우 눈을 자주 깜박인다. 그러다가 자신의 의지와는 관계없이 눈이 감기고 쓰린 통증이 밀려온 후 눈물이 주르륵 흘러내리기도 한다. 눈의 수분 증발을 막기 위해 강제로 눈이 감기는 것이다.

눈을 비벼도 눈이 촉촉해지지 않는다면 물을 마셔라. 눈의 따가움이나 통증이 곧 사라진다. 인공눈물을 넣거나 얼굴을 자주 씻거나, 눈에 물을 흘려 넣는 것도 도움이 된다.

땀이 안 난다

땀은 많아도 걱정, 없어도 걱정이다. 아무 때나 손발에서 땀이 줄줄 흐르는 다한증은 본인이 불편한 건 물론 보기에도 안 좋다. 특히 발에 땀이 많이 나면 습기가 차서 무좀이 생기기 딱 좋다.

반대로 손발에 땀이 전혀 안 나 손바닥이나 발바닥이 건조해져서 갈라지거나 아픈 경우가 있다. 두 경우 모두 손이나 발에 땀을 흘리는 자율신경의 이상으로 생긴 것이기 때문에 자율신경의 부조화를 조절하는 것이 중요하다.

자율신경 부조화는 검사로 알 수 있는데, 교감신경이 높으면 땀을 많이 흘리게 되고 부교감신경이 높으면 땀이 나지 않는 경우가 생긴다. 심하지 않은 경우에는 교감신경이나 부교감신경을 조절해주는 복합 처방된 비타민과 미네랄을 복용해도 좋다.

땀을 너무 많이 흘릴 경우에는 땀이 나지 않도록, 원인이 되는 자율신경을 수술로 제거하는 수밖에 없다. 하지만 땀이 전혀 안 나 건조한 경우는 수술로도 치료가 안 된다. 다만 수욕이나 족욕을 자주 하면서 물을 많이 마시고 보습제를 사용하는 것이 도움이 되기도 한다.

몸에서 냄새가 난다

피부의 기능 중 하나는 우리 몸의 독소를 제거하는 것이다. 피부는 고운 체와 같아서 보이지 않게 수분이

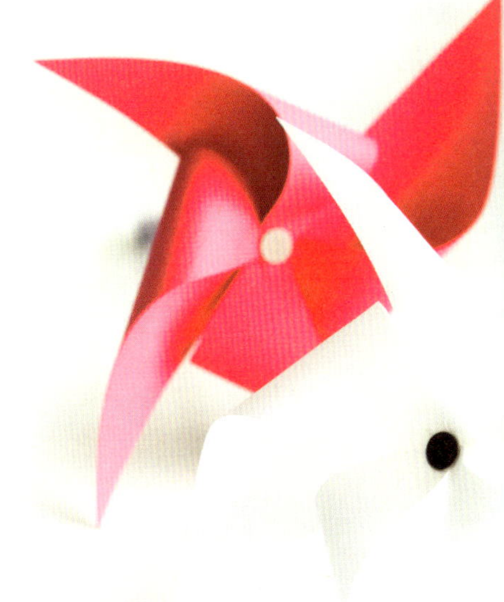

빠져 나가는데 이때 수분과 함께 노폐물도 빠져나간다. 노폐물에서는 불쾌한 냄새가 나는데, 수분이 부족하면 그 농도가 진해져서 냄새 또한 심해진다.

만일 간이나 신장 같은 해독기관이나 배설기관이 지나치게 무리할 경우 피부가 해독작용을 돕기 위해 더욱 열심히 일하게 된다. 그 결과 피부에 발진이 생기게 된다.

말을 많이 하면 왜 목이 마를까?

코감기에 걸려 입을 벌리고 잔 날 아침이면 유난히 입안이 깔깔하고 목이 더 말랐던 경험이 누구나 있을 것이다.

말을 많이 하거나 입을 벌리고 있으면 우리 입안의 수분이 날아가서 목이 마르고 건조해진다. 건조한 곳에서 빨래가 더 잘 마르는 것과 같은 이치다. 이것은 체내의 수분량이 외부 환경의 수분량보다 많기 때문에 수분이 날아가 버리기 때문이다.

비염이 있거나 다른 이유로 코가 막힌 상태에서 잠을 자는 사람은 입안이 건조해져 수분이 없어진다. 수분 속에서 나오는 면역 글로불린도 고갈돼 호흡기 질환이나 다른 질병에 걸리기 쉽다.

말을 많이 하면 에너지 증가로 체온이 올라가게 되고 호흡을 통해서 수분 또한 사용되므로 입안이 건조하고 마르게 된다. 말을 많이 할 경우에는 항상 옆에 물을 두고 조금씩 축이는 게 중요하다.

필자 역시 방송할 때 항상 의자 뒤에 물병을 숨겨두고 있다. 병원에서 진료를 할 때도 마찬가지다. 책상 위에 늘 물이나 차를 한잔 두고 틈틈이 목을 축이곤 한다.

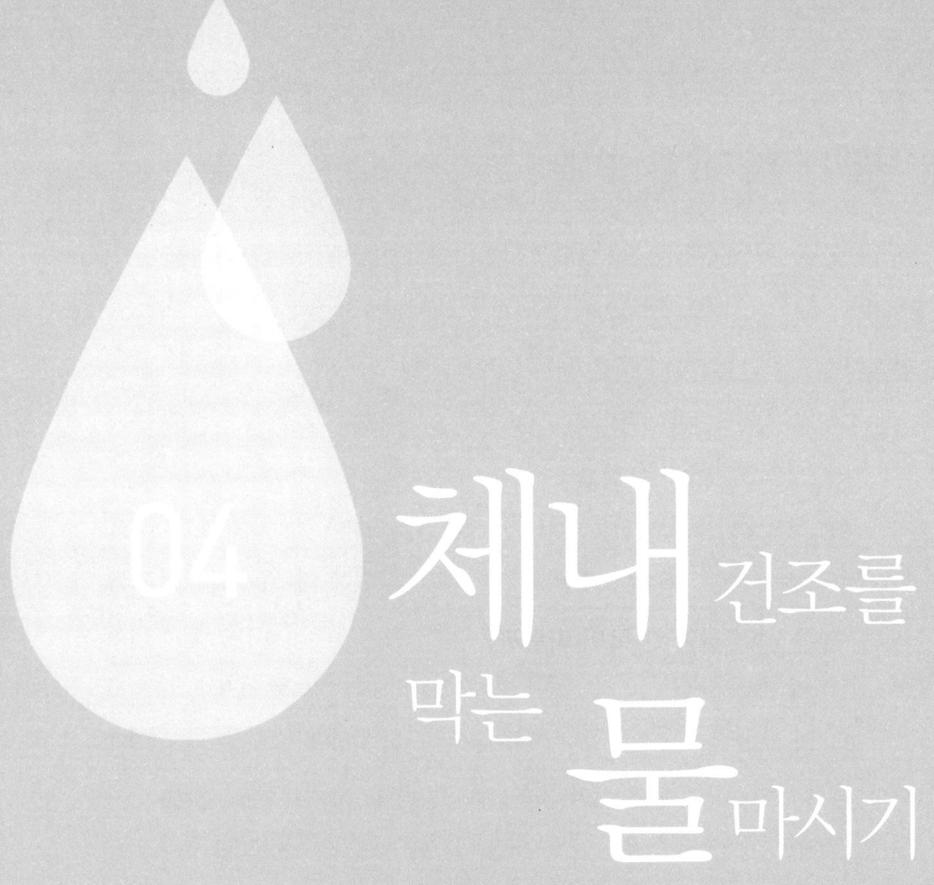
04
체내 건조를
막는 물 마시기

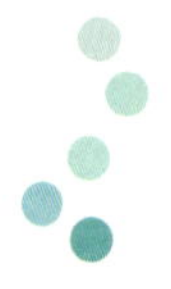

물,
어떻게 마셔야 하나

적절한 농도의 미네랄이 함유된 물을 마셔라

모든 음식에는 물이 들어 있다.

한여름, 땀을 흠뻑 흘린 후 물을 한 잔 마시는 것보다 수박 한쪽이나 포도 한 송이를 먹는 것이 갈증 해소에 더 도움이 된다. 과일 속 수분은 양질의 유기 미네랄을 함께 갖고 있어 물보다 체내에서 더 빨리 흡수되고 이용된다. 체내에서 수분이 제자리를 찾아가기 위해서는 미네랄 이온 펌프가 작동해야 하기 때문에, 미네랄이 적절히 섞인 물이 증류수와 같은 순수한 물보다 체내에서 흡수가 더 잘 된다.

물에 녹아 있는 칼슘과 철 등 무기 미네랄은 위에서 위산에 의해 분해된 뒤에야 대사과정에 참여할 수 있다. 위산이 너무 적게 분비되면 이온화되거나 녹지 않아 석회처럼 딱딱한 상태에서 혈액 속을 돌아다니다가 결정 형태로 관절이나 혈관에 축적될 수도 있다.

하지만 식물 속에 들어 있는 물은 식물이 땅에서 뿌리로 물을 흡수할 때 함께 빨아들인 칼슘, 철, 황, 아연, 구리, 망간, 규소, 셀레늄, 크롬, 코발트 등 양질의 유기 미네랄까지 함께 갖고 있다. 또한 강력한 항산화작용으로 노화와 질병 예방에 탁월한 식물성 화학물질까지 들어 있으니 일석이조라 할 수 있다.

가장 이상적인 방법은 음식을 통해 섭취하는 것

세포도 식사 후 따로 수분을 보충하는 것보다는 식사 때 필요한 수분을 함께 섭취

섭취한 음식을 소화하는 과정에 필요한 물을
영양분과 함께 받아들이면
세포는 식후 30분 만에 신선한 세포액과 함께 활력을 찾을 수 있다.

하는 것을 더 좋아한다. 섭취한 음식을 소화하는 과정에 필요한 물을 영양분과 함께 받아들이면 세포는 식후 30분만에 신선한 세포액과 함께 활력을 찾을 수 있다.

수분을 보충하는 가장 이상적인 방법은 음식으로 직접 섭취하는 것이다. 대부분의 과일이나 채소는 수분이 풍부하다. 특히 수박이나 포도, 오렌지 등은 95%가 수분으로, 과즙을 껍질로 싸놓은 것이라 해도 과언이 아니다.

채소 중에서는 배추나 상추 류에 특히 수분이 풍부하다. 그러므로 쌈채소를 식사에 곁들이거나 식후에 과일이나 채소 등 수분이 풍부한 음식을 곁들이는 것은 수분을 보충하는 아주 좋은 습관이다. 수분 섭취는 물론 식이섬유가 포만감을 줘 전체 식사량과 섭취 열량이 낮아지므로 다이어트에도 도움이 된다.

하지만 식사 도중 물을 마시거나 국물을 많이 먹는 습관은 오히려 소화에 방해가 된다. 식사 중 물을 마시는 것은 소화액을 희석시키며, 많은 양의 국물은 지나친 나트륨 섭취를 유발할 수 있다. 또한 과식을 하면서 물도 많이 마시면 비만의 원인이 된다.

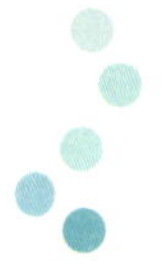

물이 필요한
생활을 하라

순환과 대사작용 위해 물로 조금씩 충전해야

모든 음식에는 물이 들어 있다. 하지만 음식으로 섭취한 물만으로는 충분치 않다. 물은 식품 속에 들어 있는 수분 형태로 섭취하는 것이 따로 마시는 것보다 흡수에 더 용이하다. 음식 속에 든 물로는 우리 몸이 필요로 하는 물을 대체하기에는 턱없이 부족하다. 우리 몸이 필요로 하는 수분의 양은 실로 엄청나기 때문이다.

우리 몸은 매일매일 4만 잔에 해당하는 물을 재순환시킴으로써 정상적인 기능을 유지한다. 재순환 공정과 대사과정, 환경적인 상황에 의해 우리 몸에서는 하루 6~8잔이 부족하다.

부족한 양이 크지 않다고 간과한다면 오산이다. 조금씩 소모된 휴대폰 배터리를 충전하지 않으면 방전되고 마는 것처럼, 하루 6~8잔씩 부족했던 수분을 필수적인 기능에 써버리느라 재순환과 대사공정에 조금씩 문제가 생기고 결국 우리 몸도 방전되고 만다.

그래서 평균적으로 하루에 체중 1kg마다 약 33mL 이상, 최소한 8~10잔의 물이 필요하다. 이것이 조금씩 일정한 간격을 두고 물을 마셔야 하는 이유다.

물을 자주 마시려면 몸을 움직여 땀을 흘려라

나이가 들수록 몸은 건조해지고 세포 역시 건조한 상태가 된다. 그렇지만 실제로는 목마름을 느끼지 못하는 경우가 많으므로 목이 마르기 전에 물을 마셔야 한다.

그러나 갈증을 느끼지도 않는데 꾸역꾸역 물을 마시는 것 또한 고역이다. 그래서 물 마시고 싶은 마음이 들도록 생활습관을 바꾸는 것이 중요하다. 하루 종일 사무실 책상에 앉아서 지낸다면 활동을 많이 할 때보다 목마름을 덜 느끼게 마련이다. 땀이나 피부를 통해 발산되는 수분의 양이 적기 때문이다.

물을 마시고 싶은 생각이 들도록 하는 가장 좋은 방법은 땀을 흘리는 것이다. 땀을 흘리는 것은 최고의 해독작용이며, 흠씬 땀을 흘리면 누구나 물을 찾게 된다.

땀을 흘리려면 몸을 움직여야 한다. 처음에는 가벼운 스트레칭으로 몸을 움직이는 연습을 해보자. 차차 적응되면 하루에 10분 정도 반신욕을 하고, 그 다음 단계로 차근차근 유산소운동을 병행하는 것이 좋다.

스트레칭과 반신욕, 운동을 통해 신진대사가 활발해지고 순환이 잘 돼 땀이 나면 몸이 물을 절실히 필요로 하니 갈증을 느낄 수 있고, 필요한 수분을 공급하고 노폐물을 뺄 수 있어 건강한 생활을 할 수 있다.

다만, 땀 흘린 뒤 목이 마르다고 한꺼번에 물을 많이 마시는 건 좋지 않다. 단숨에 물을 들이키면 차가워진 위를 따뜻하게 하려고 혈액이 위로 몰리는 바람에 집중력이 떨어질 수 있다. 우선 천천히 한 잔을 마시자. 그러고 나서도 목이 마르면 다시 한 잔을 마시는 것이 바람직하다.

이 세상에서 수분이 가장 적게 필요 식물은 선인장 종류다. 비가 거의 오지 않는 사막에서도 거침없이 살아가는 선인장은 수분이 빠져나가지 못하도록 잎이 가시화되어 있고 두꺼운 껍질로 수분을 보호하기 위한 방어막을 형성하고 있기 때문에 오랫동안 물이 보충되지 않아도 살 수 있다.

하지만 제 아무리 선인장이라 할지라도 수분이 보충되지 않는다면 말라 비틀어져서 고사하게 될 것이다. 사막의 식물인 선인장도 수분이 부족하면 죽어 나가는데, 유독 비오는 날을 좋아하는 지렁이에게는 물이 절체절명의 생존조건이다. 지렁이는 물기를 빼앗는 소금을 살짝만 뿌려도 수분이 부족해 생명을 잃게 된다.

인간에게 역시 물은 생존의 관건이다. 체중 60kg의 성인의 경우 약 39L의 물을 지니고 있는데, 그 중 24L는 세포 속에 들어 있다. 12L는 조직 내에, 3L는 혈액에 있으며 매일 약 2.4L의 물을 갈아 넣고 있다. 선인장이나 지렁이 같은 정도의 수분 상태는 아니지만 물 없이 적게는 7일, 길게 잡아도 최대한 15일을 넘길 수 없다.

생명의 물이 부족해 우리 몸이 건조하게 되면 각종 질병뿐 아니라 노화도 일으킨다. 반면 적절치 못한 수분은 몸을 붓게 만들어 비만도 초래하게 된다.

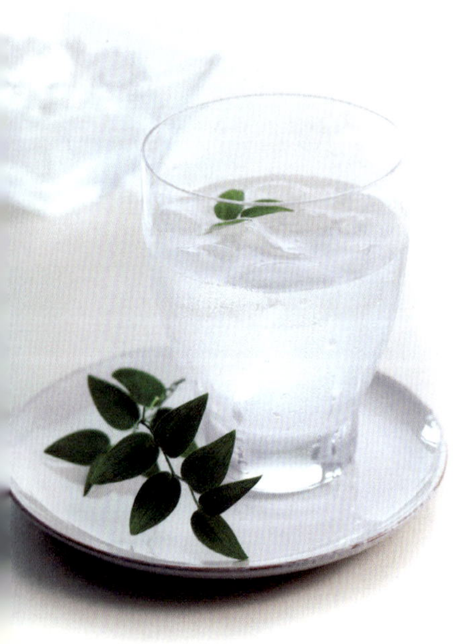

약간
차게 마셔라

약간 찬물이 지방 연소에 유리하다

물의 온도도 중요하다. 뜨겁거나 너무 차가운 것도 좋지 않다. 맹물을 뜨겁게 마시는 경우는 거의 없지만, 커피건 차건 뜨겁게 마시는 음료는 체온을 높여 피부를 통해 수분을 증발시킨다. 따라서 약간 차게 마시는 것이 가장 좋다.

찬물을 약간 마시면 우리 몸이 항상성을 유지하기 위해 교감신경을 자극해 지방 연소에 유리한 체내 환경이 된다. 반면 지나치게 차가운 물을 많이 마시면 위장이 차가워지면서 위기능이 저하돼 수분이 흡수되지 않고 위에 모여 있게 된다. 즉, 물이 흡수되지 않고 고여 있게 되는 셈이다.

일어나자마자 천천히 씹어 먹듯 마셔라

가장 흡수가 잘 되는 것은 물 결정체가 육각형인 육각수인데, 냉장고 온도를 4℃로 유지하는 것이 육각수 생성에 적합하다. 흡수가 잘 되는 시원한 물을 아침에 일어나자마자 천천히 3분에 걸쳐 씹어 먹듯 마시는 것이 좋다.

아침에 일어나면 우리의 장은 움직이지 않고 가만히 있는다. 무언가를 먹어서 위를 움직여야만 장도 따라 움직인다. 이를 위대장반사라고 한다. 물을 마시면 장도 따라 움직이는데 이때 찬물을 마시면 위를 놀라게 해 장을 더욱 활발하게 만들므로 배변에 도움이 된다. 변비가 있는 사람에게 아침 공복에 마시는 찬물 한 잔은 약이 된다. 그러나 과민성대장증후군이 있거나 설사를 하는 경우 찬물은 설사를 더 심하게 할 수 있으므로 따뜻하거나 차갑지 않은 물, 실온과 같은 물을 마셔야 한다.

건강에 좋은 물 마시기

생수를 마셔라
건강에 좋은 물은 아무것도 섞지 않은 생수다. 생수에는 산소 외에 칼슘, 마그네슘, 칼륨, 철분 같은 인체에 유익한 미네랄 성분이 함유돼 있다.

약간 시원한 물을 마셔라
11~15℃의 약간 시원한 물이 수분 흡수가 가장 빠르다. 너무 차거나 따뜻한 물은 오히려 흡수를 더디게 한다. 육각수는 수온이 낮을 때 잘 만들어진다.

수시로 많이 마셔라
대소변이나 땀, 호흡 등으로 하루 2.5L가량의 수분이 배출된다. 보통 음식을 통해 0.5L의 수분이 섭취되므로 나머지 2L, 맥주잔으로 8~10컵 정도는 반드시 물로 보충해주어야 한다.

운동 전에 물을 마신다
운동 중이나 후보다 운동 전에 물을 마시는 것이 좋다. 일반적으로 운동 시작 20~30분 전에 물컵 2잔 정도를 마시도록 한다.

조금씩 홀짝홀짝 마셔라
한번에 많이 벌컥벌컥 마시는 것보다 홀짝홀짝 자주 마셔야 한다. 아침에 일어나서 2컵, 식사 30분 전 1컵, 그밖에 30분마다 조금씩이라도 물을 마시는 것을 습관화하라.

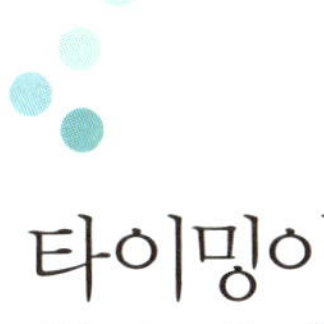

타이밍이
중요하다

간밤의 단식을 깨뜨리는 최초의 음식은 '물'

아침식사는 영어로 'breakfast'다. '단식(fast)'을 '깨뜨린다(break)'는 의미다. 밤사이 자는 동안 했던 짧은 단식을 깨고 다시 식사를 재개하는 것이 바로 아침식사다.

그런데 우리 몸은 자는 동안 단식만 한 것이 아니다. 단수도 했다. 잠을 자는 동안 우리 피부는 쉬지 않고 호흡을 했고, 대부분의 기관 역시 쉬지 않고 일을 했다. 하지만 자는 동안 물은 단 한 방울도 공급되지 않았기 때문에 아침에 우리 몸은 건조한 상태가 된다. 아침에 본 소변이 유독 노란 것이 바로 이 때문이다.

따라서 진정한 breakfast는 물로 시작해야 한다. 시원한 물을 씹어 먹듯 한 모금씩 천천히 3분에 걸쳐 마시면 변비 치료에도 도움이 되고 밤새도록 몸 안에 쌓인 노폐물을 밖으로 내보내는 데도 효과적이다.

식사 전에 마시는 물은 공복감을 덜어주고 소화기관에 음식이 들어올 준비를 시키므로 소화에 도움이 된다. 그러나 밥 먹기 바로 직전에 마시는 물이나 밥 먹은 직후에 바로 물을 많이 마시는 것은 위액을 희석해 소화불량을 일으킬 수 있다. 또한 피 속의 인슐린을 증가시켜 세포의 지방을 축적시킬 수 있어 좋지 않다.

식전에 물을 마시려면 최소한 30분 전에 마시는 것이 도움이 된다. 특히 위염이나 십이지장염, 흉통, 위궤양, 대장염, 가스가 생기는 소화불량 등이 있을 경우에는 반드시 식사 30분 전에 물을 마시도록 한다. 식후에는 물을 한 컵 이하로 마시는 것이 소화에 좋다. 역시 식사 30분 이후가 적당하다.

수면 중 갈증을 느끼면
숙면을 취하지 못하므로,
미리 물을 반 잔 정도 마시는 것이 좋다.

잠들기 전 마시는 반 잔의 물이 숙면을 돕는다

그러면 잠들기 전에 마시는 물은 어떨까? 옛 어른들은 잠들기 전 머리맡에 항상 물을 준비했다. 이를 '자리끼'라고 한다. 지금과는 달리 부엌이나 우물이 방과는 거리가 먼 전통가옥 구조 탓도 있겠지만, 이는 우리 선조의 지혜가 담긴 습관이다.

자는 동안에도 우리 몸은 쉬지 않고 물을 소비한다. 특히 난방이 너무 잘 되거나 이불이 두꺼워 땀을 흘리는 경우 물이 필요하다. 또한 잠들기 전에 물을 마시면 다음날 몸이 훨씬 가벼워지는 것을 느낄 수 있다. 수면 중 갈증을 느끼면 숙면을 취하지 못하므로, 잠들기 전 물을 반 잔 정도 마시는 것은 숙면에 도움이 된다.

다만 잠들기 직전에 마시거나 너무 많이 마시는 것은 좋지 않다. 붓거나 화장실을 드나드느라 숙면을 취하지 못할 수도 있다. 마시는 시간은 잠들기 30분 전이 가장 좋다. 갈증이 나면 잠들기 바로 전에도 한두 모금 마셔라.

운동을 할 때는 운동 중이나 운동을 마친 후보다는 운동을 시작하기 20~30분 전에 물을 마시는 것이 땀 배출에 도움이 된다.

시간대별 물 마시기 요령

기상 직후 | 일어나자마자 물을 한 잔 마시면 밤새 축적된 노폐물이 몸 밖으로 배출되어 체내의 신진대사가 촉진되며 혈액순환이 좋아지고 신장의 부담도 덜 수 있다. 또한 배설 기능이 강화돼 변비를 예방해서 하루의 컨디션을 가볍게 시작할 수 있다. 이때 사과 반 쪽이나 키위, 귤이나 토마토를 하나 먹으면 변비 예방에 더 도움이 된다.

아침식사 30분 전 | 식사 전 물 한 잔은 위장의 컨디션을 조절하여 과식을 예방한다.

아침식사 30분 후 | 식사 후 유산균이 풍부한 요구르트를 먹으면 소화도 잘 되고 위와 장에도 좋다. 밥 먹은 후 바로 먹는 것이 좋다. 식사 30분 후에 물을 마셔 소화과정에 필요한 수분이 부족하지 않도록 한다.

오전 일과 중 | 사무실에 앉아 일을 하다 지치거나 피곤할 때 물을 한 잔 마시면 피로도 풀리고 지루함을 덜 수 있다. 물이 흡연 욕구를 억제하므로 흡연자라면 담배를 피우고 싶을 때마다 마실 것. 점심 먹기 1시간쯤 전에 바나나를 하나 먹으면 피로해소에도 도움이 되고 점심에 과식하는 것을 막을 수 있다.

점심식사 30분 전 | 점심식사 30분 전에 물을 마시면 과식을 막을 수 있다. 직장인의 점심식사는 대부분 식당 음식이므로 전반적으로 짜거나 맵다. 미리 물을 마시면 체내 염분 조절이 이루어지므로 성인병 예방에 도움이 된다.

점심식사 30분 후 | 점심식사 시 샐러드를 곁들이거나 쌈채소와 함께 먹으면 소화에 필요한 수분을 식사 중에 섭취할 수 있다. 식사를 마치고 30분 전후로 물을 마신다.

오후 일과 중 | 출출할 때쯤 마시는 물 한 잔은 군것질 욕구와 흡연 욕구를 줄여주며 피로해소에도 좋다. 그래도 출출하다면 배나 사과 하나를 깨끗이 씻어서 껍질째 먹는다. 간식을 먹는 것은 나쁘지 않지만 인스턴트 식품은 피하도록 한다.

저녁식사 30분 전 | 직장인의 경우 저녁은 회식을 겸해 술을 마실 때가 많고, 긴장이 풀린 저녁 시간에는 과식을 하기도 쉽다. 저녁식사 전 미리 물을 마시면 체내 염분 조절이 이루어지고 포만감이 생겨 과식하지 않게 된다.

저녁식사 중 | 탄산음료나 술을 지나치게 마시지 않도록 주의한다. 불가피하게 술을 마시는 경우라면 물을 안주 삼아 술 한 모금에 물 한 모금씩을 마신다. 술에 덜 취하는 것은 물론 알코올 대사물질을 빨리 배출시켜 다음날 숙취를 줄여준다.

저녁식사 후 | 식후 30분 전후로 물을 마신다. 저녁식사 후엔 과일로 수분을 섭취한다.

잠들기 30분 전 | 미네랄이 풍부한 물을 마시고 자면 다음날 몸 상태가 훨씬 가볍다.

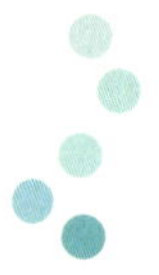

물과 기호음료를
착각하지 말라

물의 적, 기호음료

차나 커피, 음료수가 물을 대신할 수는 없다. 대부분의 기호식품 속에는 카페인을 비롯한 탈수물질이 들어 있다. 그래서 몸에 흡수되자마자 몸 밖으로 빨리 빠져나가려는 성질이 있다. 문제는 이러한 기호음료가 강력한 이뇨작용으로 체내의 수분까지도 함께 배출한다는 점이다.

실제로 음료를 마신 후 소변의 양을 측정해보면 마신 음료수의 양보다 더 많은 양이 배설됐다는 것을 알 수 있다. 그래서 순간적으로는 갈증이 해소되는 듯하지만 사실 몸은 더 많은 물을 필요로 한다.

더욱이 기능성 음료는 대부분 다이어트나 S라인 만들기를 위해 이뇨 성분을 포함하고 있다. 이뇨작용을 하는 이런 성분은 체내 건조를 촉진할 수 있으므로 물을 따로 한두 잔 마시는 것이 좋다. 담배 역시 호흡기 점막의 수분을 건조시킨다.

노폐물을 배출해 아토피에 좋다는 루이보스 티, 항암효과가 있다는 주아르 티 등은 활성산소를 제거하는 항산화효과가 녹차보다 더 뛰어나다. 그렇기 때문에 하루에 서너 잔 정도 마시면 건강에도 좋고 노화 방지에도 도움이 된다. 단, 이런 차 역시 녹차보다 카페인이 훨씬 많이 들었으므로 물을 6~7잔 정도 더 마셔야 한다.

에스프레소와 같은 진한 커피를 즐기는 이탈리아에서는 커피 옆에 물 한 잔을 따로 두고 함께 마신다. 에스프레소 잔이 작은 것을 감안하면 마신 음료의 두 배의 물을 마시는 셈이다. 기호음료를 마시더라도 이 같은 지혜가 필요하다.

갈증 해소를 위한 음료, 물보다 더 좋을까?

이온음료가 물보다 흡수가 빠르다는 광고를 본 적이 있을 것이다. 이온음료의 흡수가 빠른 것은 땀으로 빠져나간 필수 미네랄을 보충해주기 때문이다. 축구선수처럼 장시간 운동장을 뛰거나, 등산 또는 마라톤 등으로 1시간 이상 격렬하게 운동한 경우에는 땀과 함께 많은 양의 미네랄이 빠져나가게 된다. 이럴 때는 음료를 통해 미네랄의 균형을 맞춰줄 필요가 있다.

장염에 걸려 설사를 심하게 할 때도 마찬가지다. 때때로 산부인과에서 임산부의 입덧에 이온음료를 추천하기도 한다. 입덧으로 인해 음식을 잘 못 먹는 임산부 역시 미네랄이 부족할 수 있으므로 이온음료를 통해 미네랄을 보충하라는 것이다.

그러나 평소의 활동으로나 웬만한 운동으로는 미네랄의 균형이 파괴되지 않는다. 미네랄이 부족하지 않다면 음료의 흡수력은 보통 물과 다를 것이 없다. 오히려 평소 이온음료를 너무 많이 마시면 나트륨이 몸에 쌓여 몸이 붓는 등 안 좋은 영향을 줄 수 있다.

땀을 아주 심하게 흘린 경우가 아니라면 그냥 시원한 물을 한 잔 마시는 것이 가장 좋다. 운동 중이나 후보다는, 운동을 하기 20분쯤 전에 물을 두 잔 정도 마시는 것이 좋다. 운동 전 마시는 물은 노폐물과 함께 땀을 통해 배출된다.

한편 운동 후 주스나 과일칵테일 같은 고농도 음료를 마시는 것은 소화 흡수를 느리게 해 갈증 해소에 바람직하지 않다. 탄산음료도 몸 안에서 가스를 만들기 때문에 적절치 않다.

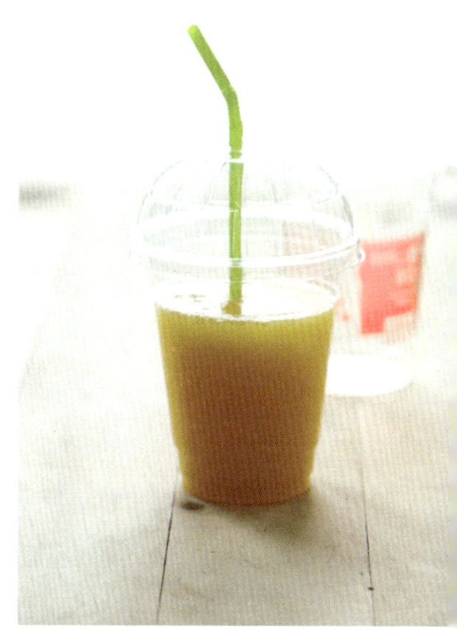

평소의 활동이나 운동으로는 미네랄의 균형이 파괴되지 않는다.
땀을 아주 심하게 흘린 경우가 아니라면
그냥 시원한 물을 한 잔 마시는 것이 가장 좋다.

과음 후 탈수가 혈전과 심장마비의 원인

열대야가 계속되는 여름 밤, 시원한 맥주 한 캔은 갈증도 더위도 모두 날려준다. 그러나 맥주에도 역시 탈수물질이 들어 있다. 알코올은 소변을 보는 과정에서 혈액 속의 수분을 함께 끌어낸다. 맥주를 마시면 화장실을 자주 가는 것이 바로 그 증거다.

맥주는 물론 모든 술에는 강력한 이뇨작용을 하는 탈수물질이 들어 있다. 특히 독한 칵테일류는 마신 술의 양보다 최고 10배까지 체액을 방출한다.

술을 뜨겁게 마실 경우 몸은 더 건조해진다. 이처럼 마신 것보다 소변이 더 많이 나가기 때문에 반드시 물을 따로 마셔야 한다.

가끔 목욕탕에서 심장마비나 뇌경색을 일으키는 환자를 볼 수 있다. 내막을 알고 보면 십중팔구는 전날 과음을 한 전력이 있다. 알코올의 이뇨작용으로 혈액 속의 수분이 부족해 혈전이 생긴 탓이다. 따라서 술을 마신 후에는 반드시 물을 별도로 마셔야만 몸의 건조를 막을 수 있다.

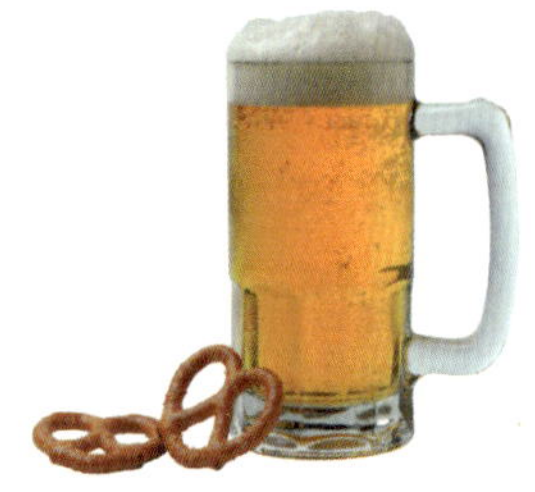

물의 종류

정화수(井華水) | 새벽에 제일 먼저 긷는 우물물. 입냄새도 없애고 술 마신 뒤 해장에도 좋다. 약재를 달이거나 만들 때 쓰는 가장 깨끗한 물이라고 할 수 있다. 어머니가 가족의 건강과 안전을 위해 떠놓고 비는 물이 바로 정화수다.

옥정수(玉井水) | 옥이 있는 곳에서 나오는 샘물. 피부가 좋아지고 윤기가 생긴다. 물에 옥을 하루 정도 넣은 후에 마셔도 효과는 비슷하다.

벽해수(碧海水) | 짠 바닷물을 가리킨다. 끓여서 목욕을 하면 피부병이 낫는다. 요즘 유행하는 해수탕이 바로 벽해수다. 일본에서는 바닷물 속 200m에 있는 물을 정수해서 심층수라는 이름으로 널리 이용한다.

지장수(地漿水) | 누런 황토물을 가리킨다. 몸에 있는 중금속이나 노폐물을 해독하는 데 좋다. 좋은 황토가 있는 땅에 구덩이를 파고 물을 붓는다. 기다렸다가 맑아진 윗물을 떠서 마신다. 집에서는 물 1ℓ에 좋은 황토를 가라앉힌 후 하루 정도 지나서 윗물을 떠서 마시면 된다.

증기수(甑氣水) | 밥을 찔 때 뚜껑에 맺힌 물이다. 이 물을 마시면 머리가 자라고 까매지고 윤기가 난다. 이 물로 머리를 감으면 탈모나 거친 머리결에 좋다.

온천수(溫泉水) | 지하에서 나오는 따뜻한 물. 근육과 관절, 피부질환, 뇌졸중 등을 치료하는 효과가 있다. 성질이 뜨겁고 독이 있으므로 마시는 것을 피한다.

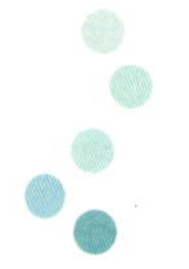

좋은 물의
조건

용존산소 함유량이 많다

인생은 들숨에서 시작해 날숨으로 끝이 난다. 우리가 들이키는 공기의 1/5은 산소라고 할 수 있다. 산소는 생명의 기본으로 태어나는 순간부터 죽을 때까지 반드시 필요하다. 여기서 잠시 산소가 우리 몸속에서 어떤 역할을 하는지 알아보자.

우리 몸에 들어온 산소를 제일 먼저, 가장 많이 사용하는 것은 두뇌다. 그래서 고산지대에 올라가거나 숨이 가빠져 산소가 부족하면 두통이 생긴다. 두뇌는 몸이 필요한 산소량의 30%를 요구한다. 1분만 산소가 부족해도 200만 개의 뇌세포가 죽으며, 3분간 산소 공급이 중단되면 사망한다.

두뇌가 쓰고 남은 산소는 오장을 거쳐 혈액 속 적혈구와 함께 말초세포로 공급된다. 그래서 산소가 부족하면 적혈구가 제대로 공급되지 않아 만성피로가 오고, 노폐물인 수소이온과 탄산가스를 제때 배출하지 못해 몸이 산성화되기도 한다.

음식을 소화시키는 데도 산소가 필요하다. 소화된 음식물을 에너지로 만들 때 바로 산소가 필요하다.

운동을 하고 난 후 뻐근한 근육통을 느끼기도 하는데, 이는 운동 중 숨이 가빠 산소를 충분히 흡수하지 못해 근육 사이에 피로물질인 젖산이 쌓인 탓이다.

흔히 산소는 호흡으로만 들이킨다고 생각한다. 산소가 공기 중에만 존재한다고 생각하기 때문이다. 그러나 산소는 물속에도 존재한다. 산소가 많은 물일수록 좋은 물이다. 어항 속에 기포 발생 장치를 넣는 것을 떠올리면 물속에 산소가 녹아 있다는 것을 쉽게 이해할 수 있다. 어항 속 산소가 부족하면 물고기가 수면 위로 올라와 뻐끔거리는 것을 볼 수 있다.

우리는 호흡으로 70%, 물과 음식을 통해 30%의 산소를 공급받는다. 피부를 통해서도 약간의 산소를 공급받지만 그 양은 미미하다. 그래서 우리는 맑은 공기, 맑은 물을 찾는 것이다. 호흡이 원활하지 않은 환자에게는 산소호흡기가 제공된다. 실내에서는 맑은 산소를 마시기 위해 공기청정기를 쓴다.

물 역시 용존산소량이 많은 것이 좋다. 육각수가 바로 그런 물이다. 용존산소가 풍부한 물을 마시는 건 단순히 수분만 공급받는 게 아니라 살아 있는 산소를 직접 섭취하는 중요한 일이다.

그렇다면 물속에 산소는 얼마나 들어 있는 것이 좋을까? 다다익선이다. 용존산소량은 일반적으로 5ppm이다. 하지만 포화량 이상으로 녹아 있는 물일수록 더 좋은 물이라고 할 수 있다. 물통을 가지고 다닌다면 물을 넣고 흔들어서 용존산소량을 늘릴 수 있다.

미네랄, 소량이면 충분하다

학창시절 외웠던 원소기호를 기억하는가? 인체를 구성하는 원소는 54개, 그중 산소·수소·탄소·질소를 제외하면 모두 미네랄이다. 미네랄은 인체를 구성하고 인체의 성장과 유지 등의 생리활동에 필요한 원소 중 유기물의 주성분이 되는 산소·수소·탄소·질소를 제외한 다른 원소를 통틀어 일컫는 말이다.

탄수화물·단백질·지방과 일부 비타민은 탄소로 알려진 화학물질의 혼합물로서 생물체 내에서 합성이 가능하지만, 미네랄은 분자구조에 탄소를 함유하고 있지 않아 에너지를 만들지 못한다. 인간을 포함한 지구상의 어떤 생물체라도 스스로 미네랄을 합성하지 못하며 반드시 외부에서 섭취해야 하는 필수 영양소다.

우리 몸의 물 분자의 약 60%가 바로 육각수다.
마시는 물이 몸속의 물 분자와 구조가 같으면 세포 속으로 흡수가 잘 돼 노폐물 제거와 신진대사가 잘 이루어지며 피로해소에 도움이 된다.

미네랄은 우리 몸속에서 어떤 역할을 할까? 무려 50개의 미네랄 중 대표적인 미네랄로 칼슘·칼륨·망간·마그네슘·나트륨을 꼽을 수 있다. 그중에서도 가장 많은 비중을 차지하는 것이 바로 칼슘이다. 칼슘은 알려진 대로 뼈와 치아의 주요 성분이다. 다른 미네랄 역시 우리 몸의 구성 성분이다.

효소는 단백질과 보조효소로 구성되는데 보조효소의 중요 성분이 미네랄이다. 대사활동에 있어 핵심적인 역할을 하는 효소는 우리 몸이 스스로 생합성하는데, 미네랄이 부족하면 생합성 과정이 원활하지 않다.

또한 미네랄은 세포의 전해질 평형을 유지한다. 세포가 영양분과 산소를 받아들여 생화학 반응을 일으키고 노폐물을 잘 배출하려면 세포 안과 밖의 전해질 평형이 잘 이루어져야 한다. 이를 유지하는 것이 미네랄, 특히 칼슘이다. 물보다 흡수가 빠르다는 음료 광고를 보면 '알칼리성 이온 음료'라는 것이 늘 강조된다. 미네랄이 많은 물이 바로 알칼리수다.

그런데 세계보건기구가 발표한 음용수 기준을 보면 무기 미네랄이 낮거나 아주 없어도 된다고 나와 있다. 일반적으로 미네랄이 몸에 흡수되고 이용되기 위해서는 몇 가지 조건이 필요하다. 우선 미네랄이 수용성이 되어야 한다는 것과, 단백질이나 유기물질과 결합하여 흡수와 이용성이 좋은 화합물로 전환되어야 한다는 것이다.

그러나 먹는 물 안의 미네랄은 잘 녹지 않는 성분으로 이루어져 있다. 예를 들어 먹는 물 안의 칼슘 성분은 무기 성분이며, 잘 용해되지 않는 탄산염으로 이루어져 있어 흡수율과 이용률이 매우 낮다. 아무 미네랄이든 많이 들어 있는 물이 큰 의미가 있는 것은 아니라는 얘기다.

미네랄이 많이 든 물이 반드시 좋은 물이라고 할 수는 없다. 또 꼭 물이 아니더라도 해조류를 충분히 섭취하면 미네랄을 따로 섭취할 필요는 없다. 다만 미네랄이 없으면 물이 맛이 없다. 소량의 미네랄이 있는 경우가 물맛이 좋다. 어린아이같이 해조류를 싫어하거나 해조류 섭취를 자주 못하는 성인의 경우 미네랄이 충분히 녹아 있는 해양심층수를 마시는 것이 도움이 된다. 하지만 해양심층수의 미네랄도 양이 적기 때문에 가급적이면 해조류를 섭취하는 것이 가장 좋다.

찬물일수록 육각수 비율이 높다

흔히 물 분자가 육각형을 띠는 육각수가 좋다고 한다. 우리 몸의 물 분자의 약 60%가 바로 육각수다. 마시는 물이 몸속의 물 분자와 구조가 같으면 세포 속으로 흡수가 잘 돼 노폐물 제거와 신진대사가 잘 이루어지며 피로해소에 많은 도움이 된다.

생수를 냉장고에 넣어 차게 만들면 약 20~25% 정도의 물 분자가 육각형 형태의 육각수로 변한다. 육각수 구조가 나타나는 물의 비율을 측정하면 10℃에서는 22%, 0℃에서는 26%로 온도가 내려갈수록 육각수가 많아져 영하 30~40℃ 사이에는 거의 100%가 육각수다.

그러나 이처럼 과냉각된 물은 현실적으로 얻기도 힘들고 마실 수도 없다. 그러므로 가능한 한 차게 마시는 것이 좋다. 찬물을 싫어하는 사람은 차게 해두었던 물을 다시 실온에서 식혀서 마시면 된다.

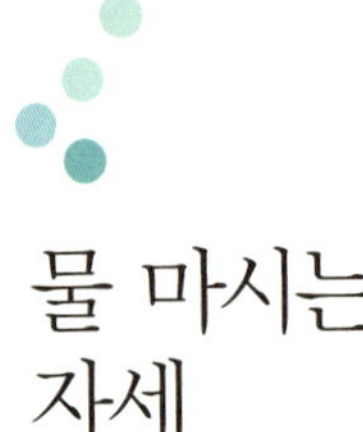

물 마시는
자세

외부 환경에 따라 물의 결정이 달라진다

〈물은 답을 알고 있다〉(더난출판사, 2008)의 저자 에모토 마사루에 의하면 물은 우리가 하는 말을 알아듣고 우리의 마음을 읽어낸다고 한다. 정확히 말하면 물 결정이 우리의 말과 마음에 따라 달라진다는 것이다. 무색·무미·무취의 액체 상태인 물은 겉보기에 변화는 없지만 물 결정 사진을 찍으면 확연히 다름이 드러난다.

의료기기 무역을 하던 에모토 마사루는 파동측정기를 접한 후 인간의 마음과 의식 상태(파동)에 따라 몸이 달라지는 것을 알게 되고, 이를 물에 적용해 인체의 파동과 물의 파동을 활용해 건강을 고치는 대안의학에 관심을 갖는다. 그러다가 눈 결정이 저마다 다르다는 것에 착안해 물 결정도 저마다 다를 것이라고 생각했다. 그래서 물을 얼려 고성능 현미경으로 물 결정 사진을 찍기 시작했다.

결과는 놀라웠다. 외부 환경에 따라 같은 물이더라도 결정이 때로는 아름답게, 때로는 일그러진 채 각기 다르게 나타난 것이다.

모차르트 교향곡 40번을 들려준 뒤 촬영한 물의 결정은 아름답게 정돈된 육각형 결정체지만 분노와 반항의 언어로 가득 찬 헤비메탈 음악을 들려준 뒤의 결정은 형태를 알아볼 수 없을 정도로 일그러지고 제멋대로였다. '고맙습니다', '사랑합니다'라고 말해준 물의 결정은 아름다워지는 데 반해, 욕을 먹은 결정은 흩어지고 찌그러진 채였다.

물을 벌컥벌컥 마시기 전 물과 대화하라

이런 이야기는 다른 분야에서도 종종 듣게 된다. 국내 어느 농가에서는 비닐하우스에서 클래식을 들려주었더니 채소가 더 싱싱하고 맛있게 자란다고 했고, 일본의 한 제과회사는 생산현장에서 '고맙습니다'라는 말을 일상화시키자 생산량과 판매량이 부쩍 증가했다는 경영 보고를 발표했다.

얼마나 과학적이고 객관적인가를 떠나서 마음의 힘이 그만큼 크다는 반증이다. 즉, 생각과 의식이 우리가 먹고 마시는 것과 우리 몸에 결정적인 영향을 미칠 수 있다. 게다가 물은 우리 몸의 2/3 이상을 이루는 결정적인 생존의 조건이 아니던가?

믿기지 않는다면 실험을 해봐도 좋다. 두 개의 컵에 물을 넣고 한쪽에는 '감사', '사랑', '평화' 등 긍정적인 말을 써 붙이고 다른 한쪽에는 '미움', '전쟁', '욕심' 등 부정적인 말을 써 붙인 뒤 그 위에 양파를 올려놓아 보라. 긍정적인 말이 붙은 쪽의 양파는 싱싱하게 싹을 틔우겠지만, 부정적인 말이 붙은 컵의 양파는 싹을 틔우기는커녕 썩어버릴 것이다.

그러니 물을 벌컥벌컥 들이키기에 앞서 물과 대화하라. 즐겁게 인사를 하거나 고맙다는 말을 건네보자. 좋은 음악을 듣고 사랑한다는 말을 들은 식물이 더 잘 자라듯 좋은 소리를 들은 물은 선명한 육각형을 지닌 육각수가 될 것이다. 육각수 형태로 변한 물을 마시는 것은 몸속의 신진대사를 원활히 하고 면역력을 증강시키는 데 큰 도움이 된다.

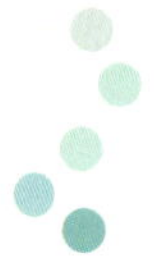

알고 마시면
더 좋은 물

수돗물

염소소독 과정에서 트리할로메탄(THM)이란 휘발성 발암물질이 극미량 포함되지만 문제가 될 정도는 아니다. 수돗물을 하루 정도 받아 두거나 숯이나 맥반석 등 흡착 물질을 넣어 두면 THM과 염소 냄새가 사라진다. 수돗물 자체는 맑고 좋은 물이지만 노후 수도관이나 아파트 물탱크를 거치는 동안 오염되는 것이 더 큰 문제다. 더 좋은 방법은 받아 두었던 물을 얼렸다가 다시 녹인 후 먹는 것이다.

정수기 물

정수기 물은 맑게 거른 물이라는 생각에 무작정 안심하기 쉽지만 세균 증식을 억제하는 염소 성분까지 걸러냈으므로 하루 이상 지나면 세균이 번식하기 쉽다. 따라서 하루 이상 집을 비운 경우에는 반드시 정수기의 찬물을 버리고 다시 정수해서 마시는 것이 좋다. 필터 교환 시기를 잘 지키지 않으면 오히려 몸에 더 해로울 수 있다.

생수

생수는 마개를 개봉한 후 사나흘쯤 지나면 공기 중 세균이 물속으로 들어가 증식하기 쉬우므로 식구가 많지 않은 가정이나 직원이 많지 않은 사무실에서는 작은 생수통을 구입하는 것이 보다 위생적이다.

세계적으로 좋은 샘물의 공통점은
미네랄이 풍부하고, 용존산소량이 많으며,
약한 알칼리성을 띤다는 점이다.

약수·지하수

합격 판정을 받은 약수나 지하수도 원수(原水)가 대장균 등에 오염되기 쉽다. 우리나라는 6.25전쟁을 겪었기 때문에 산속의 약수나 우물물이라도 전쟁 중에 사용된 포탄이나 총알, 탄피 등으로 인하여 중금속이 물속으로 녹아들었을 수 있다. 이런 물은 서서히 중금속 중독을 일으킬 수 있으므로 되도록 마시지 않는 것이 좋다.

알칼리수

좋은 샘물의 특징은 약알칼리성 | 세계적으로 좋은 샘물의 공통점은 미네랄이 풍부하고, 용존산소량이 많으며, 약한 알칼리성을 띤다는 점이다. 미네랄은 물맛을 좋게 하는 한편, 우리 몸의 구성 성분이자 면역력 증가, 집중력 유지, 피부미용, 노화 방지, 만성피로 방지 등 생명을 유지하는 데 꼭 필요한 성분이다.

미네랄이 부족해지면 건강할 때와는 반대 현상이 일어나 면역력이 떨어지고 만성피로가 생기며 피부가 나빠지고 노화가 빨리 진행되기 마련이다. 미네랄이 풍부한 물을 마시는 것이 건강에 좋은 것은 이 때문이다.

알칼리수는 일본에서는 몇 십 년 전부터 꾸준히 애용되어 왔다. 우리의 식약청과 같은 역할을 하는 일본 후생성에 의하면 알칼리수는 위산과다와 위염 등에 좋으며, 특히 대장의 유산균을 유지시키거나 증가시키는 데 도움을 줘 변비 치료와 예방에도 효과가 있는 것으로 나타났다.

변비 치료와 예방에 효과 | 우리나라에서도 알칼리수에 대한 연구가 계속되고 있는데, 서울대학교병원 내과 송인성 교수의 연구 역시 알칼리수가 변비의 치료와 예방에 도움이 된다는 것을 보여준다.

실제로 대장암과 대장용종을 일으키고 복부비만, 피부질환, 두통 등을 일으키는 변비의 원인 중 하나가 바로 미네랄 부족이나 불균형이기 때문이다. 미네랄 불균형이나 부족이 오게 되면 대장의 운동성이 떨어지게 돼 변비가 생길 수 있다. 따라서 모발검사 등을 통해 미네랄이 부족한 것으로 나타날 경우, 미네랄이 풍부한 해양심층수를 마시면 변비에도 어느 정도 도움이 된다.

임산부가 입덧을 심하게 하는 것도 미네랄 결핍이 원인인 경우가 많은데, 이런 경우 미네랄을 충분히 비축하면 입덧을 덜하거나 경우에 따라서는 거의 안하게 되기도 한다. 비만 환자의 경우에도 혈액순환이 안 되면 붓고 비만이 오게 되는데 미네랄을 잘 공급하고 혈액순환이 잘 되도록 스트레칭과 마사지를 하면 비만을 치료하고 예방하는 데 도움이 된다.

일본의 일부 논문은 알칼리수에 노화와 질병, 암의 원인인 활성산소를 없애는 활성수소가 풍부하게 들어 있기 때문에 건강에 큰 도움이 된다고 주장하고 있으나, 아직 이에 대한 뚜렷한 연구 결과는 나오지 않았다.

해양심층수

앞에서 언급했듯 약 100조 개에 달하는 우리 몸의 세포 각각은 물로 채워졌으며, 이 세포 사이사이 또한 물로 채워져 있다. 우리 몸속을 흐르는 물의 길이를 연결하면 약 6만 마일(96,560.64km)이나 된다고 하니 물이 우리 몸에 얼마나 지대한 영향을 미치는지 잘 알 수 있다. 때문에 우리 몸에 좋은 물은 과연 어떤 물인가에 대한 연구는 꾸준히 지속되고 있다. 그중 하나가 바로 해양심층수다.

물속 무기영양염류가 축적된 해양심층수 | 해양심층수는 해저 200m 이하에 깊이 가라앉은 물로, 일본에서는 1980년대 초부터 연구되어 왔다. 해저 200m 이하에는 빛이 충분히 도달하지 않기 때문에 광합성에 의한 유기물 생산이 진행되지 않고 물속에 있는 유기물만이 분해된다. 그 유기물이 분해되면서 생기는 부산물인 영양염류가 축적된 것이 바로 해양심층수다. 따라서 해양심층수에는 박테리아 같은 생물은 거의 서식하지 못한다.

하지만 바다 속 깊이 가라앉은 물이라고 해서 모두 해양심층수인 것은 아니다. 일본 수산청은 2000년 11월 '수산심층수협의회'를 설립하고 2001년 4월 27일 해양심층수의 정의를 발표했는데, "해양심층수의 자원적 가치는 안전적인 자원성, 청정성, 부영양성이다. 따라서 이러한 특성을 보증하는 심도를 기준으로 현 시점에서의 해양심층수의 정의는 아래와 같다. '광합성에 의한 유기물 생산이 이루어지지 않고 분해가 탁월하며 또한 동절기 연직 혼합의 도달 심도보다 깊은 곳의 해양수'가 바로 해양심층수"라고 했다.

이를 종합하자면 해양심층수에는 아래와 같은 다섯 가지 조건이 필요하다.

첫째, 미네랄(철, 규소, 인)이 표층수보다 풍부하고,

둘째, 코발트나 알루미늄은 적고,

셋째, 중금속은 거의 없으며,

넷째, 저온으로 유지되기 때문에 생물이 거의 서식하지 않아 오염되지 않았으며,

다섯째, 유기물의 분해산물인 영양염류가 풍부해 부영양성이 뛰어나다.

오염물이 전혀 없는 청정한 물 | 연구 결과에 따르면 심층수의 순환기간은 약 100년에서 300년 정도라고 하는데, 자세한 순환 구조는 현재 연구 중이다. 우리나라의 경우 태평양이나 오호츠크해에서는 중층수는 형성되지만 심층수는 형성되지 않는

심층수에는 화학오염물질, 현탁물질, 유기물,
중금속, 방사성 물질 등과 같은 오염 척도가
전혀 없거나 현저히 적다.

다. 유일하게 심층수가 독립적으로 형성되는 지역은 바로 동해다.

앞에서 언급했듯이 심층수에서 가장 중요한 것 중 하나가 바로 청정성인데, 이것이 바로 심층수가 건강에 좋은 이유다.

재미있는 것은, 일본의 사례에서 볼 때 심층수를 10년 이상 취수하고 있는 취수관의 내면에는 생물의 부착을 거의 볼 수 없다는 것이다. 이와 같은 청정성 때문에 일본뿐 아니라 한국에서도 심층수를 이용해 마시는 물, 음료수, 심층수 소금, 아토피 세안제, 아토피 로션, 심층수 화장품 등이 개발돼 다방면에서 산업적으로 이용되고 있다.

현재 일본에는 최소한 30개 이상의 심층수 수취 시설이 관리되고 있다. 이처럼 건강을 위해 해양심층수를 이용하는 것은 "생명은 원시 해수에서 탄생했다"는 가설을 뒷받침하듯 인간의 체액 조성과 해수의 성분 조성이 매우 비슷하기 때문이다.

나트륨을 제거하고 필요 미네랄을 첨가해 식수로 이용 | 바닷물은 짜다. 따라서 심층수 역시 짠 것이 당연하다. 심층수의 염분 성분은 약 3.65%나 되기 때문에 그 자체로는 염도가 높아 그대로 마실 수 없다. 따라서 마시는 물을 만들기 위해서는 심층수에서 적정한 염분(나트륨)을 제거하고 필요한 미네랄을 첨가할 필요가 있다.

일본에서 술을 만들 때 심층수를 이용했더니 대조군보다 훨씬 발효가 잘 되는 것으로 나타났다. 심층수의 오염되지 않은 성분과 풍부한 미네랄의 존재는 많은 부분에서 좋은 영향을 미친 것이다. 이는 마찬가지로 우리 몸에도 좋은 영향을 미칠 수 있다.

우리 몸의 구성 원소 중 약 4%가 미네랄인데, 만일 미네랄의 균형이 무너지거나 부족해지면 몸의 항상성을 유지할 수 없다. 결국 현대의 생활습관병인 동맥경화, 빈혈, 고혈압 등과 무너진 면역체계로 인해 각종 질병뿐 아니라 암이 발생할 수 있고, 또한 성장기 아동에게는 발육부진이 나타날 수 있다.

연구 결과 아토피 등 피부질환에 뛰어난 효과 │ 실제로 일본의 무로토 중앙병원의 소아과에서는 아토피 피부염을 치료하면서 심층수를 환자의 피부에 발랐더니 66%에서 가려움증이 줄고 출혈이나 염증이 감소했으며 특히 혈액검사 상 IgE(면역글로불린)나 호산구(산성 색소에 잘 물드는 거칠고 큰 과립을 많이 가진 백혈구. 기생충이 있을 때나 병이 있을 때에는 그 수가 증가한다)의 수가 줄어들어 효과가 더 뛰어났다고 발표했다.

목욕을 할 때 일반 수돗물보다는 심층수를 사용하는 것이 아토피 환자에게 더 도움이 된다는 연구 결과도 있다. 염화나트륨을 제거한 해양심층수를 표피세포 배양액 속에서 5% 정도 첨가하면 대조군에 비해 피부의 재생을 돕는 세라마이드가 약 30% 정도 증가하는 것으로 나타났다. 아토피 환자의 경우 수돗물 속의 소독 성분으로 알려진 염소가 피부층의 방어기능을 약화시키거나 피부를 건조시킨다는 연구 결과도 있으므로 수돗물로 목욕할 경우에는 하루 정도 물을 받아 놓아서 염소를 제거하고 목욕하는 것이 도움이 된다.

심층수가 표층수보다 더 좋은 또 다른 이유는 미량 원소인 무기영양염류가 풍부하기 때문이다. 식물성 플랑크톤이나 해조류 등을 먹은 동물성 플랑크톤을 어류가 먹고, 다시 어류의 시체나 배설물 등의 유기물은 서서히 가라앉아서 박테리아로 분해되면서 무기영양염류가 된다.

200m 깊은 곳의 해양심층수에는 햇빛이 닿지 않아서 광합성이 이뤄지지 않는다. 덕분에 무기영양염류가 광합성에 쓰이지 않아서 더욱 풍족하다. 무기영양염류의 양은 자료마다 다른데, 질소의 경우 많게는 바다 표층의 질소보다 20배나 더 많은 것으로 나타났다. 질소는 식물의 광합성과 성장에 없어서는 안 될 물질로 우리 몸에도 반드시 필요하다.

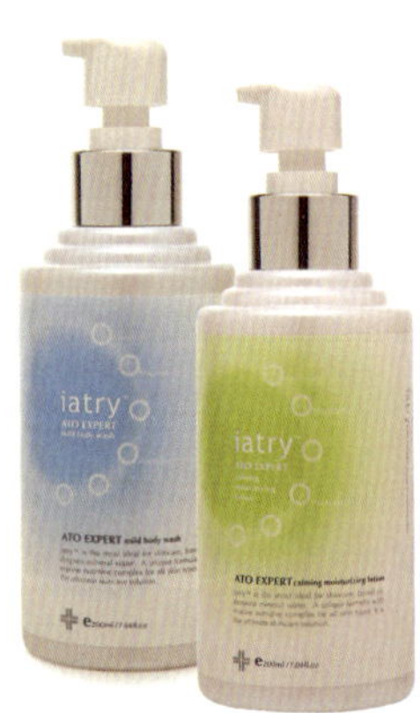

해양심층수를 이용한 아토피 로션

05

몸이 **촉촉**해지는 **생활** 실천법

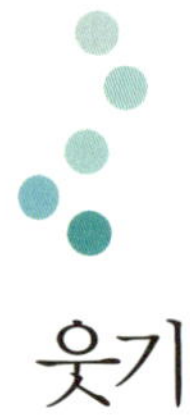

웃기

소리 내서 웃으면 순환이 잘 된다

생활습관 하나만으로도 만병을 다스릴 수 있는 최고의 방법이 있다. 필자가 가장 좋아하는 방법으로 감히 최고의 치료법이라고 자부하는 것은 바로 크게 소리 내서 웃기다. 크게 소리 내서 웃으면 얼굴 근육과 피부는 물론 세포내액과 세포외액도 움직인다. 자연히 순환이 좋아져 세포의 건조함을 막는 데 도움이 된다.

웃음은 면역력을 높여주는 가장 좋은 방법이기 때문에 질병의 예방과 치료에도 도움이 된다. 1분간 크게 웃는 것은 100m 달리기를 한 것과 같은 효과가 있으므로 비만 예방에도 효과적이다.

웃을 일이 없는데 어떻게 웃느냐고 반문하는 사람이 있을 것이다. 하지만 억지로라도 웃는 것이 좋다. 억지로 소리내서 웃는 것도 과연 도움이 될까? 연구 결과 자연스럽게 소리내어 웃는 것의 90% 정도의 효과가 있는 것으로 나타났다.

미국에서 유행하는 다이어트 중에 '호호 다이어트(Laughing Dite)'란 것이 있다. 웃으면 스트레스 호르몬 수치가 떨어져 살이 빠지는 효과가 있다는 것이다. 또한 웃음은 복부를 자극해서 배를 마사지하고, 그 효과로 내장지방을 줄여준다.

웃음이 줄어들고 스트레스가 많이 쌓이면 스트레스 호르몬이 증가되어 비만과 성인병을 일으키고 면역력이 떨어져 암이 생길 수도 있다.

크게 소리 내서 웃으면 얼굴 근육과 피부는 물론,
세포도 움직이고 혈액순환도 좋아져서
세포의 건조함을 막는 데 도움이 된다.

웃어라, 촉촉해질 것이다

웃을 때 그냥 웃지 말고 온몸을 움직이거나 손뼉을 치면서 웃는다면 더 많은 에너지를 소비할 수 있고 혈액순환도 좋아져서 더욱 효과적이다. 이처럼 움직이면서 크게 웃는 것은 우리 몸 전체의 근육과 피부, 그리고 세포를 자극하기 때문에 면역력 증진, 노화 방지, 비만 예방과 치료에 도움이 된다.

웃어라. 날씬해질 것이다. 가뿐해질 것이다. 촉촉해질 것이다. 늙지 않을 것이다.

그럼에도 불구하고 웃는 것이 싫은가? 어색한가? 건강에 좋다는 방법들은 다 실천하고, 좋은 음식들은 다 먹되 여전히 굳은 표정으로 살아갈 것인가? 그렇다면 모든 노력이 말짱 꽝이 될 것이다.

그러니 부디 독자들이여, 웃어라! 세상과 함께 활짝 크게 소리 내어 신나게 한 바탕 웃어보자.

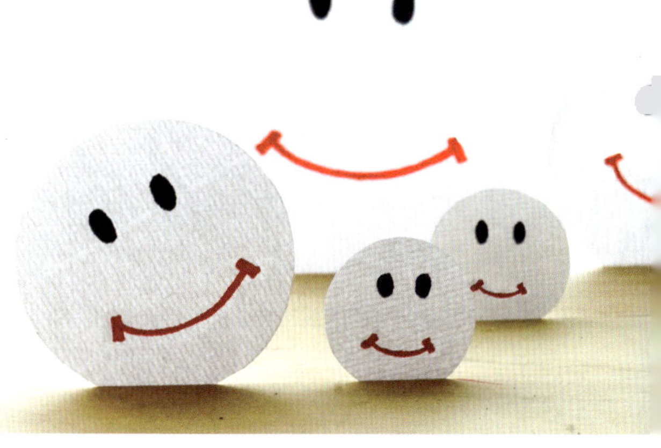

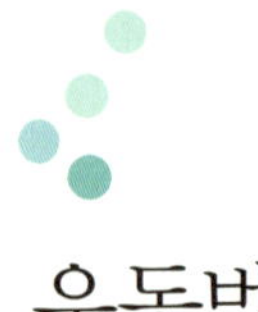

운동법

체온이 올라가면 수분이 세포 내로 잘 전달된다. 몸을 움직여 근육을 수축시키거나 이완시키면 근육 속의 혈관도 수축·확장됨으로써 온몸에 피가 잘 흐른다.

체온의 40% 이상은 근육에서 발생한다. 특히 근육운동을 해서 체온이 올라간 경우 순환이 더 잘 된다. 따라서 걷기나 운동을 해서 근력을 사용하는 것은 노화를 방지하고 젊음을 유지하는 데 매우 중요하다.

부위별 운동법

몸 전체를 다 하는 것이 좋긴 하지만 반드시 전체를 다 하거나 순서대로 할 필요는 없다. 특정 부분의 순환이 잘 안 된다면 그 부분만 집중적으로 해도 무방하다.

· 두뇌 혈액순환을 돕는 치매 예방 운동법
① 손가락에 힘을 줘 가능한 한 넓게 벌린 채 손바닥을 부딪혀가며 박수를 100회 친다.
② 손가락끼리 고리를 만들어 걸고 최대한 힘을 줘 잡아당긴 채 다섯을 센다. 다섯 손가락 모두 각각 10회씩 반복한다.

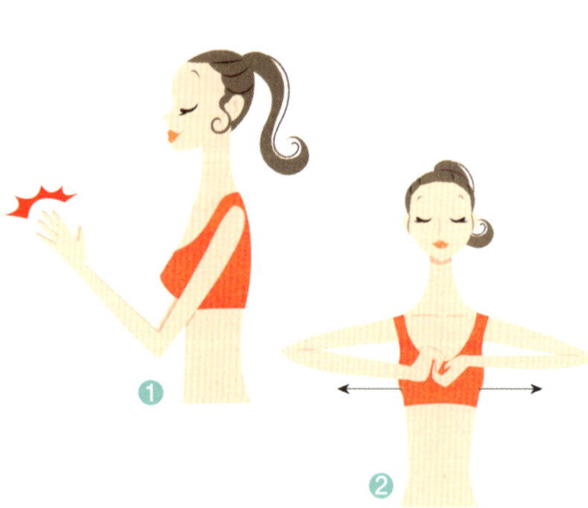

• 뒷목·어깨 결림과 손발저림 날리기

양팔로 허리를 짚고 고개를 깊이 숙인 후 천천히 목을 돌린
다. 쇄골 사이에서 시작해 어깨까지만 돌린 후 다시 반대방
향으로 돌린다. 절대 목을 뒤로 꺾으면 안 된다. 빨리 돌리
면 어지러울 수 있으므로 천천히 돌린다. 30회를 반복한다.

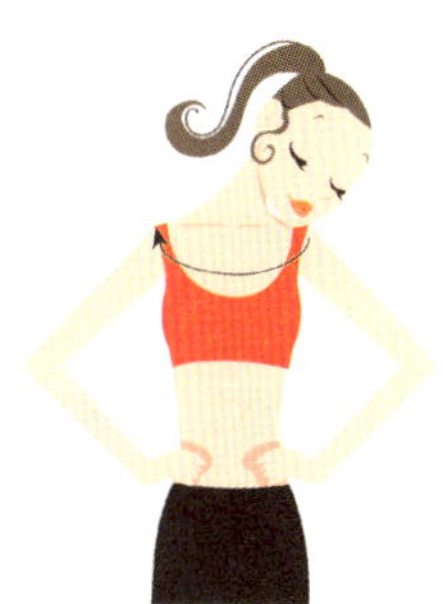

• 굳은 어깨 풀어주기

① 어깨와 평행이 되게 팔을 벌려 막대기
를 가볍게 잡는다. 허리를 숙인 채 상체 힘
을 풀고 막대기를 든 손을 좌우로 흔드는
시계추 운동을 50회 반복한다.
② 등에 비누칠을 하듯 수건을 양손으로 잡
고 위아래로 움직인다. 이때 아픈 쪽 팔이 아
래쪽을 잡도록 한다. 역시 50회 반복한다.

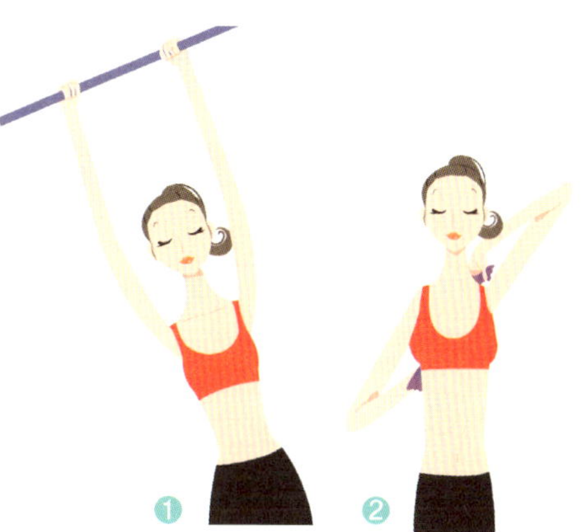

• 혹사당한 팔꿈치 위로하기

물이 담긴 작은 물병이나 음료수 캔을 이용한다.
오른손에 캔을 쥐고 손바닥 쪽이 위를 향하게 한
채 팔을 앞으로 구부렸다 폈다를 반복한다. 이때
왼손은 오른손 팔뚝 아랫부분을 받친다. 팔을 굽
히면서 셋을 세고 펴면서 다시 셋을 세어 30세트
반복한다. 반대편도 같은 방법으로 실시한다.

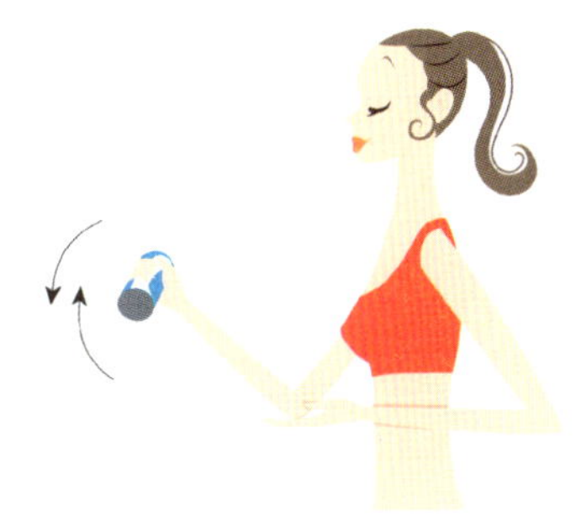

• 방치된 옆구리 뒷부분 살을 날씬하게

① 양손으로 막대기를 쥔 채 팔을 어깨 높이로 들어올린다. 얼굴과 엉덩이, 다리를 고정한 상태에서 팔만 오른쪽으로 최대한 돌리며 반동을 준다. 오른쪽을 5회 실시하고 왼쪽도 같은 방법으로 5회 실시한다. 이것을 1세트로 해서 10세트를 반복한다.

② 막대기를 든 채 기지개를 켜는 것처럼 하늘을 향해 두 팔을 쭉 편 후 다섯을 세고 팔을 내린다. 10회 반복한다.

③ 배 마사지를 한다. 배를 문지를 때에는 아랫배부터 오른쪽에서 왼쪽으로 30번, 중간인 배꼽 위치에서 오른쪽에서 왼쪽으로 30번, 윗배인 명치 위치에서 오른쪽에서 왼쪽으로 30번씩 마사지한 다음, 마무리로 시계방향으로 손바닥을 돌리면서 마사지하면서 30번 문질러준다.

이 같은 복부마사지는 변비 치료와 예방뿐 아니라 뱃살을 빼는 데도 도움을 준다. 옷을 입은 채 마사지하기 불편하다면 샤워할 때를 이용한다.

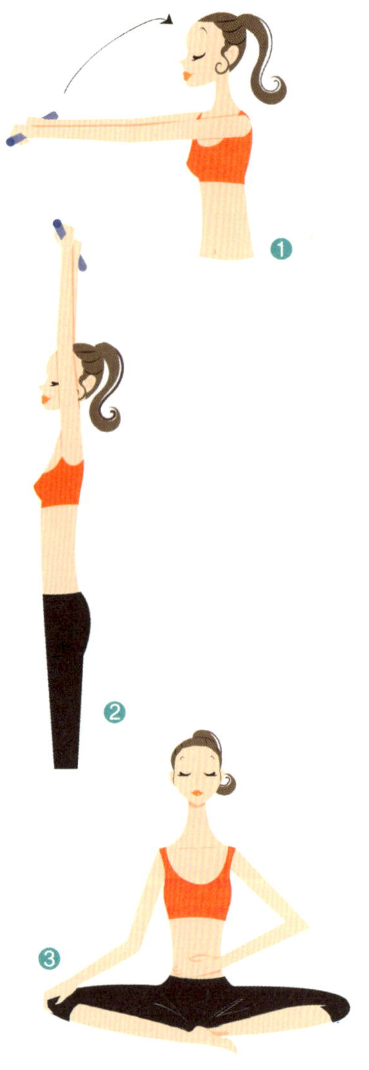

・ 허리 강화

누운 채 무릎을 굽혀 세운다. 그대로 엉덩이를 들어 올려 일직선을 만들어 정지한 후 다섯을 세고 나서 천천히 내린다. 30회를 반복한다.

・ 하체 강화

① 제자리에서 줄넘기를 하듯 10분 정도 콩콩 뛰어오른다. 체중 감량 효과를 보려면 30분 정도 지속해야 한다.

② 손을 뒤로 맞잡아 쭉 뻗고 제자리에서 앉았다 일어나기를 10회씩, 30세트를 반복한다. 이때 다리 사이를 약간 벌려야 균형을 잃지 않는다.

③ 까치발도 하체 강화에 도움이 된다. 발뒤꿈치를 올렸다가 내리기를 시간이 날 때마다 반복한다.

④ 직장인이나 학생이라면 의자에 앉은 자세 그대로 운동할 수 있다. 무릎과 발목을 붙인 채 발목을 위로 꺾어서 셋을 세고 아래로 쭉 뻗은 채 다시 셋을 센다.

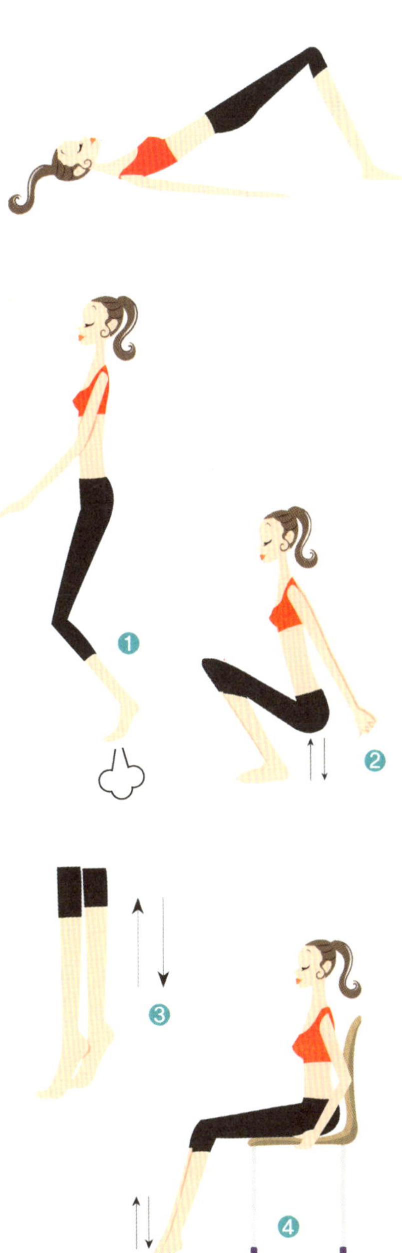

⑤ 한쪽 다리씩 무릎을 곧게 펴면 허벅지 근육
이 긴장된다. 무릎을 편 채 다섯을 세고 내리기를
30회씩 반복한다.

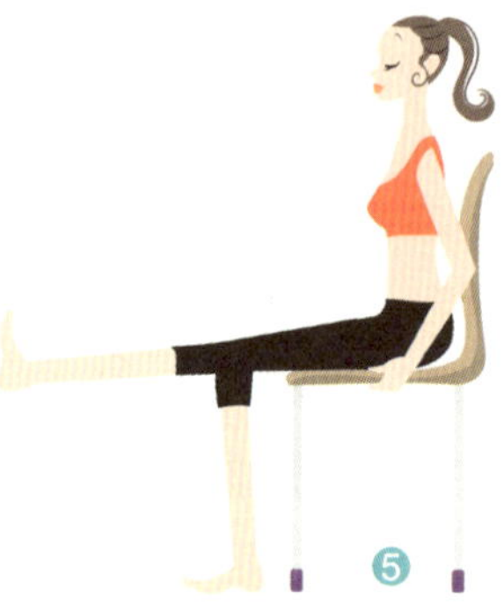

• 엉금엉금 전신운동

걸음마를 배우기 전 아기처럼 천천히 엉금엉금
긴다. 처음에는 4~5분으로 시작해 점점 시간을
늘린다. 15분 정도면 충분하다.

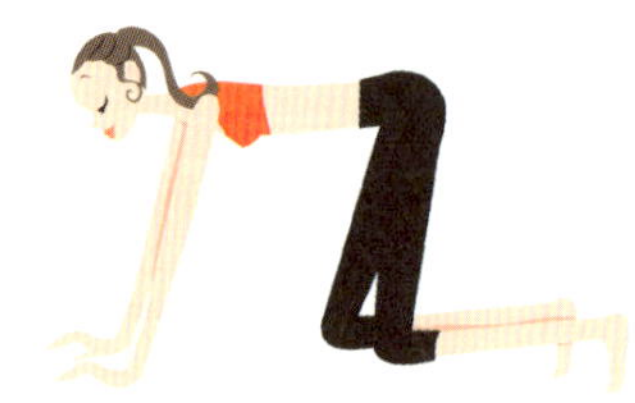

물과 함께하는 아쿠아 피트니스

강력한 물의 저항력으로 운동효과 두 배 ｜ 물속은 중력이 없다. 대신 물이 공기보
다 밀도가 250배나 높아서 몸을 움직일 때마다 더 강한 저항을 받는다. 물속에 들
어가면 수압을 느끼는 것이 바로 이 때문인데, 아쿠아 피트니스가 효과적인 이유이
기도 하다.

조깅할 때 근육은 땅에서 다리를 뗄 때 사용된다. 다리를 내릴 때는 근육이 쉰
다. 반면 물속에서는 물의 저항을 받아 다리를 올리고 내릴 때 근육이 모두 사용된
다. 그래서 근육활동이 더 활발해지고 강해진다.

물속에서 약 20분간 운동하면 땅에서 할 때보다 근육이 2~4배까지 더 빨리 만
들어지며 서로 대치되는 근육을 골고루 단련할 수 있다. 뼈와 근육기관이 땅위에서
와 반대로 작용하기 때문에 점프처럼 위로 향하는 동작은 더 쉽고 무릎 굽히기처럼
아래로 향하는 동작은 더 어렵다. 덕분에 운동효과가 지상에서 운동하는 것보다
두 배나 높다. 살도 더 빨리 빠지고, 라인도 아름다워진다.

부상 위험 적고 관절 약한 사람도 쉽게 할 수 있다 | 물속에서 하는 운동인 아쿠아 피트니스는 피부와 물이 직접 접촉하기 때문에 마사지 받는 것과 같은 효과가 있어서 땅에서 운동할 때보다 혈액순환이 더 잘 된다. 특히 물속에서는 부력 때문에 체중이 지상의 1/10밖에 되지 않아 뚱뚱한 사람도 몸을 자유롭게 움직일 수 있어 운동을 즐기기 쉽다.

물속에서는 관절과 근육에 거의 무리가 가지 않기 때문에 부상 위험이 적고, 근육통이나 관절염으로 운동하기 힘든 사람도 쉽게 할 수 있다.

쾌적한 것도 장점이다. 물속에서는 수온에 따라 체내에 쌓인 열이 땅에서보다 최고 20배 이상 빨리 방출된다. 지상에서는 일부러 땀과 열 발산에 효과적인 기능성 소재로 만든 옷을 입는데 물속에서는 그럴 필요가 없다. 물속에서조차 땀을 흘릴 정도로 빠른 속도로 움직이는 수영선수도 경기 후 2~3분 후면 몸이 식을 정도다.

워밍업과 단계별 운동은 필수 | 아쿠아 피트니스의 각 동작을 할 때는 1분간 운동한 후 1분간 쉰다. 간단한 동작 같지만 물속에서는 쉽지 않아 의외로 1분이 짧지 않게 느껴진다. 처음에는 천천히 하다가 동작이 익숙해질수록 좀 더 빠르고 힘차게 한다. 차례대로 하면 좋지만 시간이 부족하거나 특히 신경 써야 할 부분이 있다면 필요한 몇 동작만 집중적으로 해도 괜찮다. 단, 아쿠아 워킹과 레지스턴스 워킹 동작은 워밍업이므로 반드시 한다.

수영장에만 다니면 피부 트러블이 생기는 사람들이 있다. 오랫동안 물속에 들어가 있어서 피부가 불은 데다, 물의 염소 소독으로 인해 자극을 받았기 때문이다. 피부가 예민한 사람은 물론 건강한 사람도 운동을 마친 후 샤워를 할 때는 거품만으로 부드럽게 닦도록 한다. 너무 세게 문질러 닦으면 피부를 보호해야 할 각질마저 제거돼 피부를 더 건조하게 만들 수 있다.

· 아쿠아 워킹

가슴 높이의 물속에서 몸을 꼿꼿이 세운 상태
로 한 발을 들어 앞으로 내딛는다. 그리고 다음
발을 들어 앞으로 계속 내딛으며 물속에서 걷는
다. 팔 역시 발동작과 함께 앞으로 힘차게 앞뒤
로 뻗는다.

· 레지스턴스 워킹(resistance walking)

역시 가슴 높이의 물이 적당하다. 손을 허리에
올려놓고 무릎을 살짝 구부린 채 앞으로 걸어
간다. 아쿠아 워킹 동작을 하다가 자연스럽게
연결되도록 한다.

· 아쿠아 조깅

물속에서 그냥 앞으로 뛰어간다. 동작 자체는
간단하지만 앞에서는 물의 저항이 있고 몸 뒤에
서는 소용돌이가 일기 때문에 땅에서 뛰는 것처
럼 쉽진 않다.

· 무릎 운동

물속에서 다리를 어깨넓이로 벌린 상태에서 물
이 턱에 닿을 때까지 천천히 무릎을 구부렸다가
다시 천천히 일어서기를 반복한다.

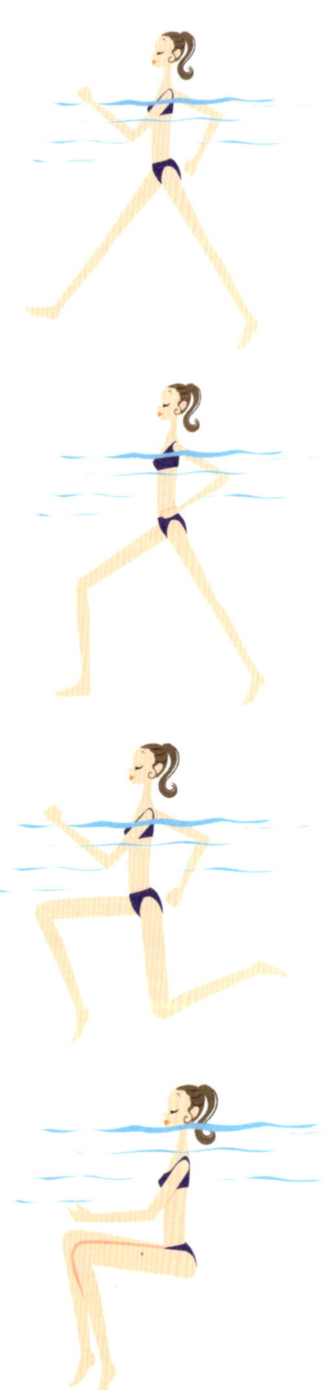

· 상체 운동

물이 턱까지 닿는 곳이 적당하다. 가슴 높이의
물이라면 무릎을 약간 굽힌다. 손바닥을 편 채
손등이 가슴 쪽, 손바닥이 바깥쪽을 보게 해서
물을 밀어내듯 양팔을 옆으로 쫙 뻗는다. 다시
손바닥이 마주보도록 팔을 가운데로 당겨 손바
닥을 포갠다.

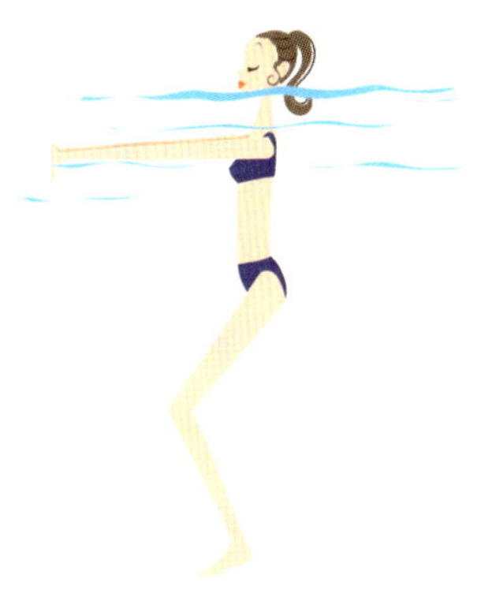

· 다리 운동

벽의 난간을 잡고 똑바로 선 뒤 한쪽 다리를 뒤로
힘차게 뻗는다. 균형을 잡기 위해 몸을 약간 앞으
로 숙인다. 뻗은 다리를 다시 제자리에 놓는다.

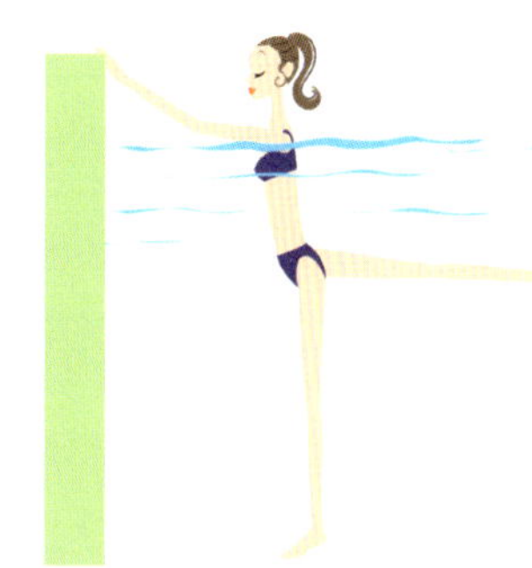

· 허벅지 운동

양다리를 어깨 넓이만큼 벌린 상태에서 오른쪽
다리를 옆으로 쭉 뻗는다. 이때 발끝을 들어 발
목과 아킬레스건 부위가 스트레칭이 되도록 한
다. 왼쪽 다리는 가볍게 구부려 몸의 중심을 잃
지 않도록 한다. 오른쪽 다리의 허벅지 위에 손
을 올려놓고 천천히 몸 전체의 무게를 싣는다.
왼쪽 다리의 안쪽 허벅지가 팽팽하게 긴장되는
것을 느끼며 1분간 자세 를 유지한 후 왼쪽도
같은 요령으로 반복한다.

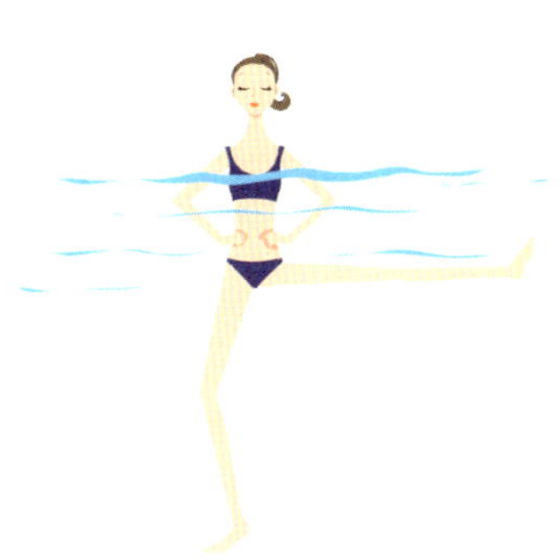

- **목운동**

가슴 높이의 물이 적당하다. 똑바로 선 자세에서 턱을 가슴 쪽으로 당기고 손은 깍지를 껴 뒤통수에 갖다 댄다. 목이 당기는 느낌이 들 때까지 손으로 뒤통수를 누른다. 1분간 유지한 다음 잠시 풀었다 반복한다.

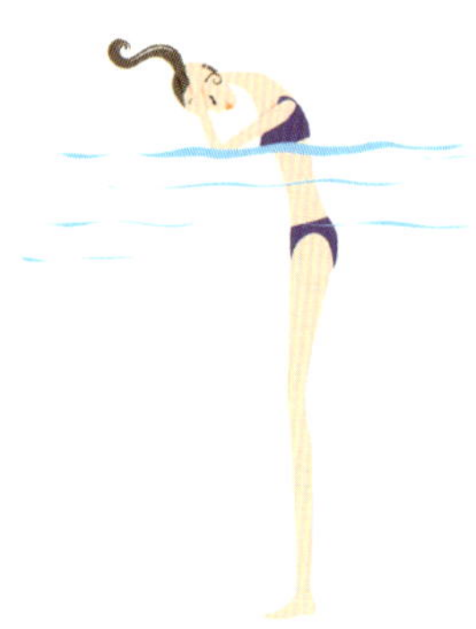

- **골반운동**

가슴 높이의 물에서 두 다리를 어깨 넓이만큼 벌린다. 상체를 최대한 오른쪽으로 구부린다. 왼팔을 머리 위로 뻗고 오른팔은 아래로 내린다. 왼쪽도 같은 자세로 반복한다.

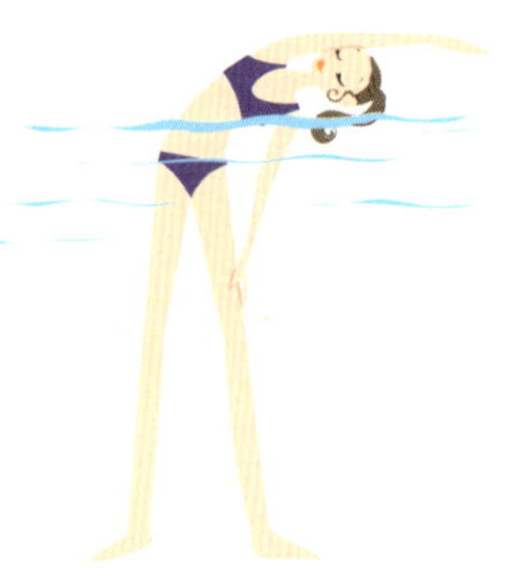

모두 마치면 물 밖으로 나와 타월로 몸 덮고 15분간 편안하게 누워 쉰다. 그런 후 다시 처음부터 반복하는데, 모든 동작은 가능한 한 천천히 하는 것이 가장 중요하다.

생활 속에서 하는 짬짬 운동법

세포 안팎의 원활한 소통을 위해 가장 중요한 것은 순환이 잘 되게 하는 것이다. 순환이 잘 되게 하기 위해서는 몸을 많이 써야 한다. 온몸의 순환을 위해 평소 운동이나 스트레칭을 규칙적으로 하는 것이 중요하다.

시간이 없다는 것은 게으른 핑계일 뿐이다. 지하철을 타거나 버스를 타거나 자동차를 타러갈 때 근육이 많은 다리를 이용하여 좀 더 큰 보폭으로 빨리 걷고 팔도 같이 흔들어준다면 자연스럽게 근육운동과 유산소운동을 할 수 있다. 이렇게 하면 순환에도 도움이 된다.

운동 전후, 아침저녁으로 마사지와 스트레칭을 하는 것도 효과적이다. 목 돌리기나 팔·다리 스트레칭은 간단하지만 커다란 도움이 된다.

종아리 살을 빼기 위해 병으로 종아리를 미는 여성들이 있는데, 이 같은 행동은 순환을 좋게 해 부종을 해결해주므로 하체 순환이 안 돼 부은 경우에는 도움이 된다. 단, 근육때문에 커진 종아리에는 효과가 전혀 없다.

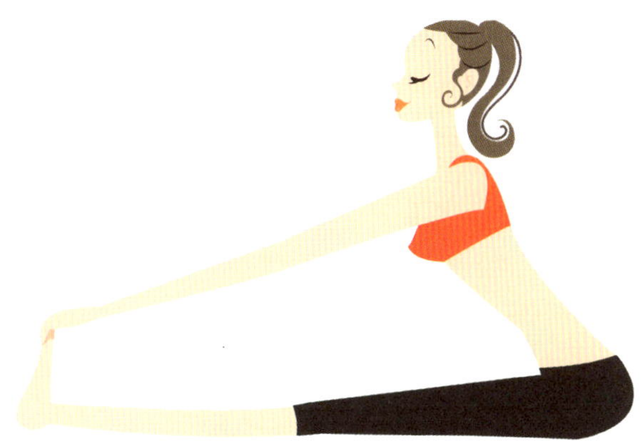

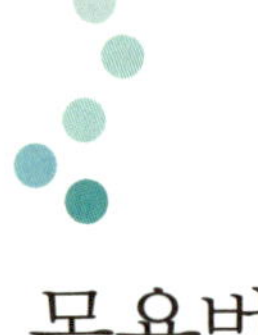

목욕법

노폐물을 배출하고 신진대사를 활발하게 하는 목욕

목욕은 생활 속에서 몸을 따뜻하게 만들 수 있는 가장 손쉬운 방법이다. 샤워가 피부 표면의 더러움을 제거하고 상쾌한 기분을 준다면, 목욕은 노폐물 배출과 신진대사를 도와 노화를 지연시키는 효과가 있다.

대부분의 현대인은 매일 샤워로 목욕을 대신하곤 하지만 탕에 몸을 푹 담그는 목욕문화는 아주 오랜 옛날부터 내려온 피로해소법이자 미용법이다. 최근에는 수(水)치료(hydro therapy)를 위한 다양한 시스템을 갖춘 목욕탕들이 인기를 끌고 있다.

목욕의 효과는 크게 체온 상승과 그로 인한 노폐물 배출로 나눌 수 있다.

목욕을 하고 나면 개운하다. 발그레하게 상기되고 몸이 따뜻해지는 것만으로도 대사와 순환이 활발하게 이루어진다. 피부표면의 혈관이 확장되고 신진대사가 활발해진다. 자율신경 중 긴장을 담당하는 교감신경 기능은 억제되고 긴장완화 신경인 부교감신경이 활발해지면서 혈액순환이 개선되며 몸은 이완된다. 그래서 근육과 결합조직까지 편안해진다. 맥박은 그다지 빨라지지 않으면서 심장의 수축과 이완이 활발해져서 심장운동에 긍정적인 영향을 미친다.

많은 양의 혈액이 몸속에서 피부 조직으로 흘러들어간 결과 땀이 늘어 피가 진해진다. 이때 혈액은 알칼리성을 띤다. 장운동이 활발해지고 혈당 농도와 단백질 대사에서 발생하는 폐기물인 암모니아 농도는 떨어진다. 신장이나 폐에서도 노폐물이 잘 배설된다.

목욕을 하면 체온이 상승해 땀을 통해
노폐물이 배출되고 신진대사가 활발해져서
노화를 지연시키는 효과가 있다.

수분 손실에 대비해 목욕 전 물을 마신다

특히 목욕 중에는 땀을 흘리고 있음에도 불구하고 요의를 자주 느끼는데, 이는 수압으로 인해 피하 혈액순환이나 림프관 흐름이 좋아진 결과 신장기능이 높아져 배뇨량이 늘어나기 때문이다. 목욕 후 부종이나 냉증 등이 가라앉는 것은 배설기능이 활발히 일어나기 때문이다. 목욕 중 어깨까지 물속에 푹 담글 때의 수압은 무려 500kg으로 이는 배 둘레를 3~5cm 줄게 할 정도의 압력이다.

피부 또한 노폐물을 배출하느라 바쁘다. 굳이 때를 밀지 않아도 몸이 따뜻해지면 모공의 피지선에서 피지가 나와 피부 표면의 더러움이나 세균을 제거한다. 땀샘에서 나오는 땀과 피지가 섞여 피지막을 만들어 피부에 윤기를 더하기도 한다. 피부 보습에는 크림을 바르는 것보다 목욕이 더 중요하다.

단, 목욕 중 수분이 손실될 것에 대비해 목욕을 하기 전에는 물을 꼭 마셔야 한다. 목욕 후에도 물을 한 잔 마시도록 한다.

참고로 피부 온도가 1℃ 올라갈 때마다 에너지는 10%씩 더 소모된다. 목욕을 하고 나면 나른해지는 이유 중 하나가 에너지를 많이 소모한 탓이다. 그러므로 피곤하거나 흥분했을 때는 목욕을 하지 않는 것이 좋다.

촉촉하게 하는 목욕

반신욕 | 명치 아랫부분만 물에 담그는 목욕법이다. 15~20분 동안만 담그고 있어도 놀라울 정도로 많은 땀이 흐른다. 수압으로 인해 하반신에 있는 신장의 기능이 활발해지기 때문이다. 반신욕은 신장을 포함한 하반신으로 가는 혈액의 양을 늘려 줘 수분이 효과적으로 배출되도록 하고 소변 양도 늘어나 하반신 부종을 가라앉히는 데 빠른 효과를 나타낸다.

따뜻한 물로 목욕을 하면 몸의 긴장을 풀 수 있고 불면증에 도움이 된다. 잠들기 전에 반신욕을 하면 피로해소은 물론 숙면에도 도움이 된다. 추워서 반신욕을 하기가 어렵다면 전신욕 후 반신욕을 하든지 어깨에 수건을 걸쳐보자.

목욕물의 온도에 따라 효과는 약간 다르다. 40~42℃의 뜨거운 물은 면역력을 높이고 지방이나 혈액 속에 축적된 노폐물을 배출하는 효과가 있어 숙취 해소와 감기, 근육통에 좋다. 단, 물이 너무 뜨거우면 델 수도 있으므로 물의 온도를 잘 맞추도록 한다.

체온과 비슷해 미지근하게 느껴지는 36~38℃의 물은 피부 밑의 혈관을 확장시켜 피부의 혈액순환을 활발하게 한다. 신경계통을 안정시켜 두통, 스트레스, 불면증에 좋다. 이를 주 1~2회 하면 특히 고혈압이나 동맥경화증, 심장병에 좋다.

반신욕을 할 때는 편안하게 몸을 늘어뜨리되, 손으로 귀와 얼굴을 가볍게 마사지하면 더욱 효과가 좋다. 발에서부터 시작해 원을 그리듯 부드럽게 몸을 자극하며 다리, 엉덩이, 복부로 올라간다. 가슴을 제외한 상체를 고루 마사지하고, 손이 닿는 범위 안에서 등도 고루 마사지한다.

추울 때는 반신욕에도 주의를 기울여야 한다. 겨울에는 여름보다 반신욕을 하는 횟수를 줄이고, 갑자기 찬 공기를 쐬거나 피부를 지나치게 건조시키면 안 된다. 반신욕 후에는 따뜻한 차를 천천히 마시도록 한다.

반신욕은 꾸준히 하는 게 중요하다. 특히 잠자기 전 따뜻한 물을 욕조 가득 받아 놓고 30분 정도 있으면 최고의 효과를 거둘 수 있다.

수욕·족욕 | 대야에 40℃ 정도의 뜨거운 물을 넣고 손목이나 발목 아래쪽을 10~15분간 담그는 목욕법이다. 반신욕이 번거롭거나 집에 욕조가 없을 때 반신욕과 비슷한 효과를 얻을 수 있다. 전기 족욕기를 사용하는 것도 한 가지 방법이다. 단, 물이 너무 뜨거우면 화상을 입을 수 있으므로 물 온도에 주의해야 한다.

수욕이나 족욕만 해도 온몸의 혈액순환이 좋아져서 몸이 따뜻해진다. 수욕은 어깨결림, 팔꿈치 통증 개선에 효과가 뚜렷하다.

족욕은 '제2의 심장'이라고 부르는 발바닥을 따뜻하게 자극하기 때문에 하반신의 혈액순환을 촉진시키고 노폐물을 밖으로 배출시키는 효과가 있다. 신장으로 들어가는 혈액의 양도 늘어나 소변 양이 많아지기 때문에 붓기나 물살 빼기에 효과가 좋다. 잠들기 전에 하면 소변이 완전히 빠져서 잦은 소변 때문에 잠을 설치는 일이 없다.

냉탕 목욕 | 찬물에 몸을 담그면 면역력이 강해지고 순환도 좋아진다. 하지만 냉탕 목욕을 할 때는 처음부터 전신을 담가서는 안 된다. 우선 차가운 물을 발목 깊이 정도로 담그고 몇 분간 천천히 걷는 것으로 시작한다. 몸이 찬물에 익숙해지면 온몸을 담근다. 단, 체온이 떨어지지 않도록 팔과 다리는 끊임없이 움직여야 한다.

너무 어리거나 나이가 많거나 몸이 약한 사람에게는 부적합하다. 특히 고혈압, 부정맥, 협심증, 심근경색, 뇌졸중, 뇌경색이 있는 환자는 삼가는 것이 좋다. 목욕 후에는 바로 몸을 따뜻하게 할 수 있도록 따뜻한 수건을 가까운 곳에 두고, 물은 차갑더라도 욕실은 따뜻하게 유지한다.

냉온 요법 │ 따뜻한 물과 찬물을 오가는 방법으로, 장기적으로 하면 면역력을 높일 수 있다. 냉온요법은 전신 목욕이나 반신욕, 좌욕이나 족욕, 샤워 등 다양한 방법으로 할 수 있다.

샤워를 할 경우 2~3분가량 따뜻한 물을 온몸으로 맞은 다음, 샤워기를 차갑게 해서 15~30초가량 샤워를 한다. 다시 뜨겁게 해서 2~3분간 샤워를 하고 찬물 쐬기를 세 번 정도 반복한다. 끝날 때는 언제나 찬물로 끝낸다. 그래야 혈관이 수축되어 지나친 체열발산으로 인해 체온이 떨어지는 것을 막을 수 있다.

가정에서는 좌욕 형태의 냉온욕이 가장 쉽다. 두 개의 대야에 찬물과 뜨거운 물을 담은 후 번갈아 들어간다. 우선 뜨거운 물이 담긴 대야에 앉아 찬물에 발을 담그고 3분 정도 있다가, 찬물로 옮겨 앉은 상태에서 뜨거운 물에 발을 담근다. 이때 숨을 짧게 들이쉬고 내쉬는 것이 좋다. 세 번 정도 번갈아가며 하는데, 반드시 찬물에 앉아 뜨거운 물에 발을 담그는 것으로 끝내도록 한다. 냉온 좌욕은 부인과 질환 및 방광 질환, 변비와 치질에 좋다.

냉온욕을 할 때 스킨 브러싱을 함께 하면 더 좋다. 스킨 브러싱은 혈액과 림프 순환을 자극해 노폐물을 더 빨리 효과적으로 배출할 수 있게 도와준다. 표피의 각질을 제거해 새로운 건강한 세포가 나올 수 있도록 해주기 때문에 안색도 좋아지고 매끄러워진다.

스킨 브러싱을 할 때는 리듬을 살려 부드럽게 자극하는 것이 중요하다. 자연 모로 만든 목욕용 솔로 몸을 문지르는데, 목욕용 타월이나 장갑을 이용해도 좋다. 처음에는 조금 따끔거리거나 쓰리겠지만 몇 번 하고 나면 익숙해져서 상쾌한 기분이 들 것이다. 다만, 염증이나 베인 상처가 있는 곳, 타박상을 입은 곳이나 발진이 난 곳에는 손대지 않는다.

• 스킨 브러싱

하체 브러싱

① 목욕솔이나 목욕용 장갑을 사용해 오른쪽 발꿈치부터 부드럽게 쓸어내린다. 솔을 사용할 경우 힘 있고 리듬감 있게 발뒤꿈치를 몇 번 문지른다. 장갑으로 할 경우 좀 더 오랜 시간 발뒤꿈치를 문지른다.

② 왼쪽도 문지른 다음 쉬지 말고 바로 발목을 향해 브러싱하고 종아리, 정강이 등도 세심하게 문지른다. 반드시 아래에서 위쪽을 향해 문질러야 한다.

③ 일어서서 무릎에서 넓적다리에 이르는 부분을 길고 리듬감 있게 위쪽으로 쓸어 올리듯이 솔을 움직인다. 이때 혈액은 알칼리성을 띤다. 장운동이 활발해지고 혈당 농도와 단백질 대사에서 발생하는 폐기물인 암모니아 농도는 떨어진다. 신장이나 폐에서도 노폐물이 잘 배설된다.

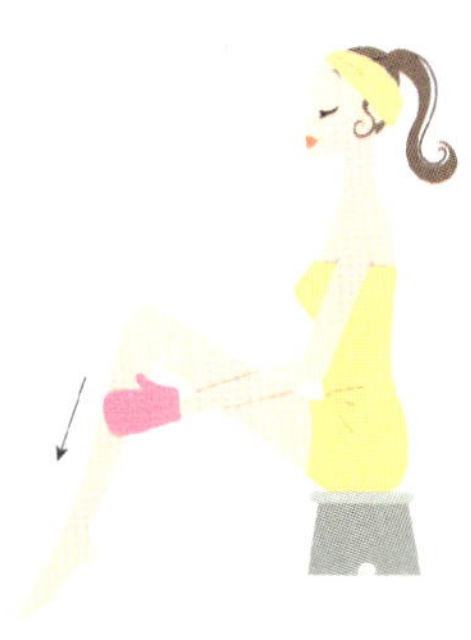

엉덩이·허리 브러싱

엉덩이를 위로 몇 번이고 밀어 올리듯 문지른 다음 어깨로 올라간다.

팔 브러싱

팔은 손바닥에서 손등으로, 손목에서 팔꿈치로, 팔꿈치에서 어깨로 계속 위쪽을 향해 움직인다.

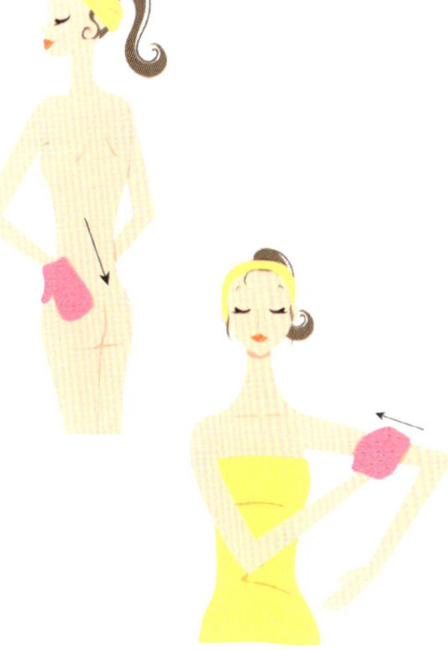

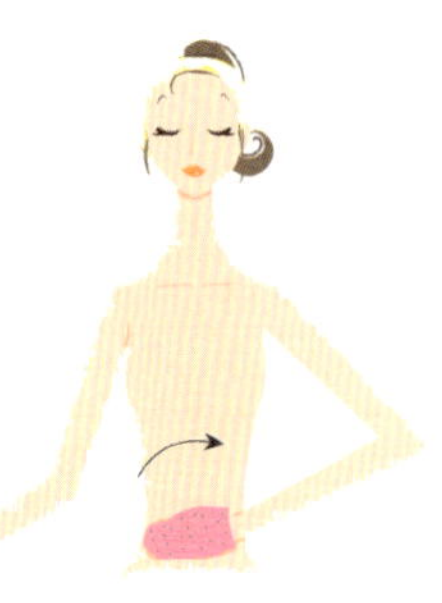

<u>복부 브러싱</u>

시계방향으로 복부를 몇 번 부드럽게 브러싱한 후 지그시
배를 눌러준다. 누르다 불편하거나 통증이 느껴지면 멈춘다.

온천욕 ｜ 온천욕은 뇌와 신경계를 자극하고 혈액과 림프계 순환을 촉진시켜 혈중 백혈구 수를 증가시킨다. 땀을 흘리는 동안 독소가 배출되고 체온이 올라가면서 근육의 긴장이 풀리고 관절도 부드러워진다.

우리나라의 온천수는 보통 유황온천인 경우가 많다. 유황은 피부를 매끈하고 촉촉하게 유지시켜주며 머리칼을 풍성하고 윤이 나게 만들어준다. 또한 세포를 공격하고 노화를 촉진시키는 활성산소에 대항하는 무기 역할을 한다.

요즘 자주 사용되는 황토는 물보다 열전도율이 낮아 뜨거운 온도라도 일반 온천보다 견디기 쉽다. 다만 관절이나 근육 운동기관 관련 질병에 효과적이지만 혈액순환은 오히려 방해하므로 혈액순환 장애가 있는 사람은 황토욕을 하기 전 전문의와 상의하는 것이 필요하다.

최근에는 해수찜도 인기다. 바닷물을 이용하는 해수찜은 탈라소 테라피(thalasso therapy)라 하여 호흡기 질환과 순환계 질환, 피부병, 관절염, 류머티스 등에 도움이 되며 독소 제거와 면역체계 강화에 효과적이다. 혈액과 림프 순환을 자극하고 근육을 부드럽게 해주는 동시에 탄력 있게 해주며 고운 피부로 만들어 준다.

사해 근처에 있는 이스라엘 소로코(Soroka) 병원은 탈라소 테라피로 유명한데, 이 병원의 연구 결과에 의하면 진흙 목욕과 찜질 치료를 받은 환자들의 경우 근육경직, 부종, 행동장애 등이 상당히 호전됐다고 한다. 해수찜 후에는 샤워를 따로 하지 말라고 한다. 바닷물의 좋은 성분을 그대로 피부로 흡수하기 위함인데, 목욕하는 동안 땀이나 노폐물이 나오므로 일단 일반 물로 깨끗이 씻은 후 그 위에 해수를 다시 한 번 끼얹는 것이 바람직하다.

온천욕을 할 때는 주의가 필요하다. 갑자기 뜨거운 온천탕에 들어가면 혈관이 수축해 혈압이 높아질 수 있으므로 몸에서 먼 부위인 종아리, 허벅지, 배, 가슴, 팔 순으로 물을 대여섯 바가지 끼얹어 갑작스런 혈압 상승을 막도록 한다. 체력이 약한 아기나 노인, 임산부는 온천욕을 하지 않는 것이 좋다. 건강한 사람도 너무 오래 하면 기운이 빠지고 지칠 수 있으니 주의한다.

습포 │ 습포는 뜨거운 물이나 찬물을 이용해 찜질을 하는 것으로 접질렀을 때 효과적이며, 온습포와 냉습포가 있다.

온습포는 뜨거운 물에 적신 천이나 수건을 사용하는데, 근육 경련이나 생리통을 가라앉히는 데 효과적이다. 온습포를 할 때는 타월의 더운 김이 금방 식기 때문에 뜨거운 타월을 몸에 몇 분 정도 올려놓았다가 바로 깨끗한 타월로 바꿔야 한다.

냉습포는 얼음팩이나 얼음주머니를 이용하는데, 수건에 감싸서 해야 피부에 동상을 입지 않는다. 두통이 있거나 삐었을 때, 관절이 좋지 않을 때, 등이나 허리에 통증을 느낄 때 냉습포를 하면 효과적이다. 냉습포는 10분 정도가 적당하다.

냉습포 중에는 커다란 전신용 수건을 차가운 물에 담갔다가 발까지 온몸에 덮는 방법도 있는데 이를 보디팩(body pack)이라고 한다. 젖은 수건을 덮은 후 마른 시트나 담요를 덮고 몇 시간을 보내면, 체온이 떨어지면서 오히려 열이 발생해 땀을 심하게 흘리게 된다. 이 과정에서 체내 독소나 노폐물이 방출되고 장기적으로는 면역 체계가 강화되며 활력이 높아진다. 보디팩은 복부에만 실시할 수도 있다.

뜨거운 천과 차가운 천을 번갈아 올려놓는 냉온습포를 할 경우 5분 동안 뜨거운 찜질을 한 후 1분간 차가운 물로 찜질을 한다. 냉온습포는 등과 허리의 통증을 덜어 주고 혈액과 림프 순환을 촉진한다.

아로마 테라피 ┃ 욕조에 아로마 오일을 5~10방울을 떨어뜨리면 보다 편안한 기분으로 목욕을 즐길 수 있다. 목욕 중 아로마 오일을 사용하면 김과 함께 피어오르는 증기를 흡입하는 효과와 더불어 피부로 정유 성분을 흡수할 수 있어 좋다.

특히 아로마 오일은 긴장 완화에 효과적이라서 긴장으로 인한 두통과 근육통에 도움이 된다. 피곤하고 예민해 잠을 설치기 쉬운 사람은 잠들기 전에 아로마 향을 맡으면 숙면을 취할 수 있다.

아로마 테라피를 할 때는 최소한 20분 정도 탕에 몸을 담근 채 긴장을 풀고 있다가 커다랗고 따뜻한 수건으로 가볍게 물기를 닦거나 가만히 앉아 몸을 말린다. 이렇게 하면 오일 성분이 몸에 남아 있게 된다. 아로마 테라피 후에는 따뜻함과 안락함을 그대로 유지하기 위해 바로 잠자리에 드는 것이 좋다.

족욕을 할 때도 아로마 오일을 사용할 수 있다. 단, 물이 너무 뜨거우면 오일이 바로 증발할 수 있으므로 적당한 온도를 유지한다.

아로마 오일 외에 생강이나 소금을 이용해도 좋다. 생강을 한 조각 갈아서 작은 주머니에 넣고 욕조에 담그면 몸이 따뜻해지고 땀이 난다. 생강의 맵고 아린 성분이 신경통으로 인한 불면에도 효과적이며 요통, 어깨결림, 냉증, 감기 예방에도 도움이 된다. 단, 피부에 상처가 있는 경우에는 생강이 피부를 자극할 수 있으므로 사용하지 않는다.

붓기가 심한 사람에게는 소금을 추천한다. 소금 한 주먹을 욕조에 넣고 잘 녹이면 마치 온천에 들어간 것처럼 몸이 따뜻해지고 땀과 배뇨가 원활해진다. 냉증이나 부종으로 인한 물렁한 살에 효과가 좋다. 단, 반드시 천일염을 써야 하며, 목욕 후 남아 있는 소금기가 싫으면 목욕 후 샤워로 씻어내면 된다.

욕조에 아로마 오일을 5~10방울을 떨어뜨리면
편안한 기분으로 목욕을 즐길 수 있다.
특히 아로마 오일은 긴장 완화에 효과적이다.

건조하게 하는 목욕

평소 수분 섭취가 부족했거나 목욕을 하기 전에 충분한 수분을 섭취하지 않은 경우, 땀과 이뇨작용으로 인해 수분이 배출되어 혈액이 끈끈해지고 체내 건조 현상이 일어날 수 있다. 건강한 사람은 일시적으로 몸이 건조해져도 수분 섭취를 통해 원상회복될 수 있지만, 만일 고혈압 등 지병이 있다면 뇌혈관이나 심장혈관이 막히는 심각한 부작용을 낳을 수 있다.

따라서 항상 목욕 전에는 물을 300mL 정도 마시는 것이 좋고 평소 물을 적게 마시는 사람들은 목욕보다는 샤워를 하는 것이 안전하다.

피부질환이 있을 때

아토피성 피부염이나 습진 등 피부질환이 있을 때는 목욕을 너무 오래 하는 것은 좋지 않다. 때를 미는 것도 금물이다.

아토피가 있을 때 | 아토피에는 해조류를 이용하면 도움이 된다. 해수찜을 하거나 집에서 더운 물을 받은 후 미역이나 다시마 등 해조류를 풀어 놓고 샤워한 후 몸에 문질러본다. 해조류의 미끌미끌한 알긴산 성분이 아토피성 피부염에 도움이 된다. 간혹 알레르기 증상을 보이는 사람도 있으므로 먼저 신체 일부분에만 해조류를 문질러보다가 이상이 없으면 몸 전체에 문지른다. 해조류를 욕조에 풀어놓고 몸을 담

그는 것도 방법이다. 스크럽은 각질을 제거해 더욱 건조하게 만들 수 있으므로 절대 하면 안 된다.

습진이 있을 때 | 습진에는 천일염 목욕이나 해수찜이 효과적이다. 그러나 일부 사람들은 증상이 심해지는 경우도 있으므로, 증상이 악화되면 중단해야 한다.

몸에 좋은 아로마 치료법

라벤더(lavender)

라벤더 오일은 가장 부드러운 오일로 피부에 바로 바르거나 어린이가 사용해도 괜찮을 정도로 안전하다. 라벤더의 주성분인 리나로올(linalool)이 뇌의 흥분을 억제시켜 잠이 오게 하기 때문에, 머리를 맑게 하고 두통을 감소시키며 스트레스를 가볍게 풀어주는 효과가 있다. 자율신경을 조절해 긴장을 완화시켜주는 효과가 있으므로 수면장애가 있다면 베개나 관자놀이에 라벤더 오일 한두 방울을 떨어뜨려도 도움이 될 것이다.

라벤더는 '씻다'(lavare)라는 라틴어에서 이름이 유래된 것으로 과거에는 출산 준비와 감염을 막는 데도 사용했다. 월경을 재촉하는 작용이 있으므로 임신 초기에는 사용하지 않는다. 또한 저혈압인 사람이 사용하면 감각이 둔화되면서 졸음이 오는 경우도 있다.

페퍼민트(peppermint)

박하라고 불리는 페퍼민트는 시원한 향으로 집중력을 높여주고 마음을 상쾌하게 하며 졸음을 방지해 수험생들에게 도움이 된다. 향이 후추(pepper)의 톡 쏘는 성질과 닮았다 하여 페퍼민트라는 이름을 얻게 된 이 허브는 주요 성분인 멘톨이 피부와 점막을 시원하게 해줘 통증 완화에 효과적이다.

항염·항박테리아 작용을 해 피부질환에도 도움이 되며, 순환계의 흐름을 촉진해 신진대사를 원활하게 해준다. 정신적 피로와 우울증, 신경성 발작 등에 효과가 있고 더울 때는 차갑게, 추울 때는 따뜻하게 해주는 성분이 있어서 호흡기 질환에도 효과적이다. 실제로 점액의 유출을 막아 주고 해열과 발한을 돕는 작용을 하기도 한다. 하지만 임신 초기의 임산부는 절대 사용해서는 안 된다.

로즈마리(rosemary)

마치 숲속에 들어온 듯 신선한 향을 내는 로즈마리는 기분을 상쾌하게 해주고 무기력 증을 해소한다. 뇌기능과 기억력·집중력을 높이는 효과가 있어 수험생의 방에 로즈마리 화분을 놓아두기도 한다. 두통과 피로해소에도 도움이 되고, 항균·살균 효과가 있어 서 양에서는 집 안에서 살충제를 겸한 방향제로 사용한다. 빈혈과 혈중 콜레스테롤이 높은 경우, 저혈압에도 도움이 된다. 요리에도 많이 사용하는데 특히 고기 요리에 로즈마리 잎을 넣으면 독특한 향을 내면서 육류 특유의 누린내를 없앨 수 있다.

임신한 여성이 사용하면 안 되는 아로마 오일

임신 중에는 태아에 미치는 영향을 최소화하기 위해 모든 오일의 사용량을 보통의 절반 정도로 사용한다. 특히 몇몇 오일은 독성이 있거나 월경 촉진 작용이 있기 때문에 임신 중에는 사용을 금한다.

임신 4개월 이전이라면 페퍼민트, 로즈, 로즈마리의 에센셜 오일은 반드시 피하도록 한 다. 임신이 안정기에 들어서는 4개월 이후에도 넛멕, 딜, 로즈마리, 마조람, 미르라, 바질, 버베나, 세이지, 셀러리, 시더우드, 시나몬 리프, 스위트 펜넬, 사이프러스, 아니스, 아조 완, 안젤리카, 애니시드, 야로우, 오레가노, 주니퍼, 캐러웨이, 코리앤더, 타임, 파슬리, 프렌 치라벤더, 히솝 등은 사용하지 않는 것이 좋다.

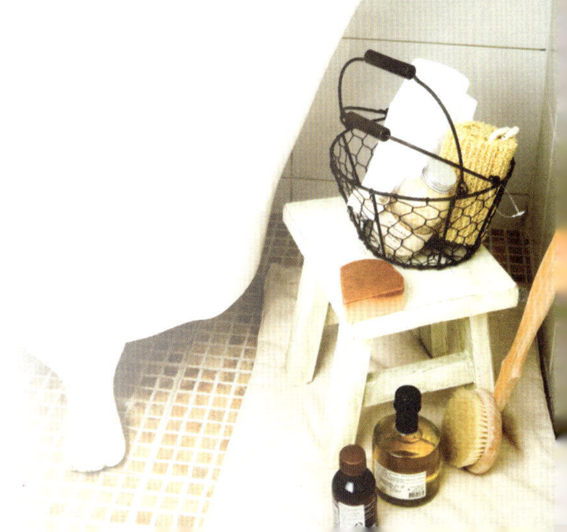

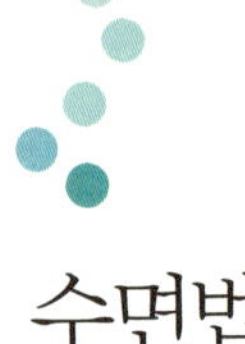

수면법

수분을 빼앗는 기호음료는 취침 전 금물

잠들기 전에 느끼는 갈증은 수분이 부족하다는 우리 몸의 신호다. 따라서 숙면을 취하려면 물을 반 컵 정도 마시는 것이 좋다. 갈증을 느끼면 입안이 타고 숨쉬기가 불편해져 자다가 깰 수 있기 때문이다.

또한 자기 전에 마시는 카페인이 든 음료는 이뇨작용으로 몸을 건조하게 만들어 소변을 보기 위해 잠에서 깨게 만들므로 삼가는 것이 좋다.

여름철에는 에어컨을 계속 틀어 놓고 자게 되면 우리 몸이 피부를 통해 수분을 빼앗기므로 몸이 건조해진다. 계속해서 선풍기를 트는 것도 같은 결과를 초래한다. 열대야가 지속되는 한여름, 밤에도 냉방을 계속해야 한다면 잠들기 전까지만 에어컨을 틀고 잠이 들면 끄는 것이 좋다. 그래도 너무 덥다면 에어컨의 온도를 자동으로 맞춰놓아 실내온도가 24~25℃에서 자동으로 작동하게 하는 것이 무난하다.

실내 습도는 60% 정도를 유지해야

건조한 겨울철에는 실내에서 가습기를 사용하게 되는데, 건조하다고 느끼면 겨울뿐 아니라 다른 계절에도 사용하는 것이 좋다. 특히 아토피성 피부염이나 건성 피부염인 경우에는 피부에 습기가 항상 부족하고 남보다 많이 증발돼 없어지기 때문에 방안의 습도를 약 60% 정도로 맞춘다. 단, 가습기를 사용할 때는 직접 피부에 닿지 않게 몸의 반대 방향으로 돌리도록 한다.

간혹 가습기의 세균을 방지하고 향을 좋게 한다는 이유로 아로마 오일을 떨어뜨리는 경우가 있는데, 호흡기가 나쁜 경우에는 아로마 오일이 수분과 함께 증발하면서 폐로 들어가 기관지염이나 천식을 일으킬 수 있으므로 이런 방법은 사용하지 않는 게 좋다. 특히 겨울에 실내 습도를 높이기 위해서 빨래나 젖은 수건을 방에 걸어 두는데 그러면 세균이 증식하기 쉽다. 차라리 가습기를 쓰거나, 큰 대야에 물을 담아 방에 두는 것이 좋다.

잠들기 전에 물을 마시면 다음날 아침 소변을 통해서 몸속의 노폐물이 잘 빠져나오기 때문에 체내의 나쁜 물질을 해독하는 효과가 있다. 하지만 너무 많이 물을 마시게 되면 반대로 중간중간에 잠에서 깨므로 한 잔 이상은 안 마시는 것이 좋다.

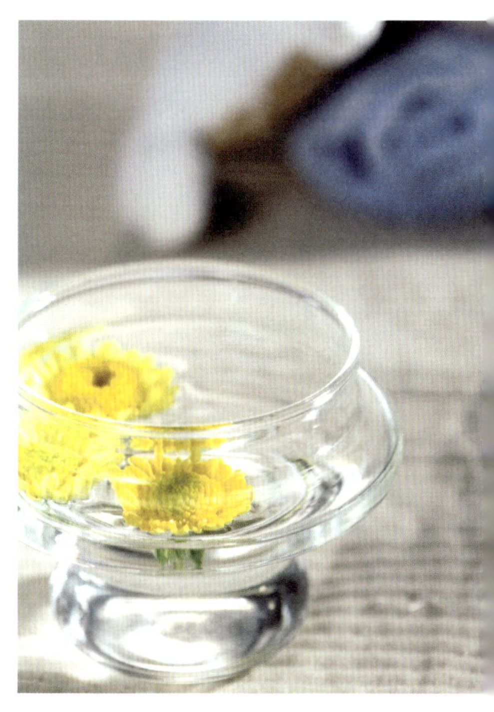

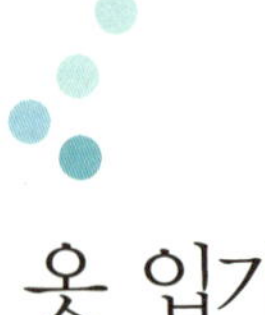

옷 입기

합성섬유는 몸을 건조하게 만드는 주범

요즘 옷은 천염섬유를 찾아보기 힘들다. 아주 소량이라도 합성섬유가 섞여 있게 마련이다. 특히 거리나 인터넷 등에서 매우 저렴한 가격에 판매하는 티셔츠는 대부분 합성섬유거나 면 100%더라도 합성염료를 많이 사용한다.

합성섬유는 땀 흡수나 배출에 방해가 되기 때문에 평소에 땀을 많이 흘리는 사람이라면 습진이나 다른 피부병을 일으키기에 좋다. 땀을 많이 흘리는 사람일수록 면으로 된 옷을 입는 것이 좋다. 특히 속옷은 합성섬유가 섞이지 않은 제품을 택하는 것이 몸의 수분을 보호하는 데 도움이 된다. 또한 겨울에는 두꺼운 옷 한 벌보다는 얇은 옷을 여러 벌 껴입는 것이 보온과 보습에 더 효과적이다.

에어컨 쐴 때는 긴 옷으로 건조와 체온 저하를 막는다

아토피 환자나 건선 환자의 경우에는 합성섬유 속에 들어 있는 화학 성분이 증세를 더 악화시키는 경향이 있으므로 반드시 면으로 된 속옷과 겉옷을 입어야 한다. 이부자리나 베개 역시 면으로 만든 것이 좋다. 여름철에 에어컨을 틀면 피부를 통해 많은 수분을 빼앗길 수 있다. 몸이 건조하거나 찬 사람이라면 피부에 에어컨 바람이 직접적으로 닿지 않도록 긴 소매나 긴 바지를 입는다. 그래야 몸의 건조도 막고 체온이 떨어지는 것도 막을 수 있다. 몸이 건조하거나 체온이 떨어지면 냉방병도 더 잘 생긴다.

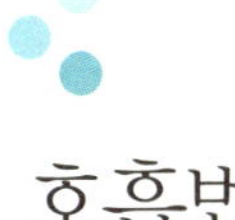

호흡법

호흡만 잘 해도 갈증을 덜 수 있다

호흡이 중요한 것은 예로부터 전해 내려온 완전호흡을 통해서도 알 수 있다. 운동선수들 중에서도 특히 달리기·마라톤·수영 선수의 경우는 호흡이 무엇보다 중요하다. 잘못된 호흡법은 건강을 해치고 올바른 호흡법은 폐활량을 늘려주며 몸의 노폐물을 제거하는 데도 도움을 준다.

요가 호흡법은 몸을 따뜻하게 하고 순환이 잘 되게 한다. 그중 시탈리 호흡은 몸을 서늘하게 하고 갈증을 덜어주어 물이 없는 환경 속에서도 수분을 흡수할 수 있게 하는 호흡법이다. 산스크리트어로 '시탈리'는 '서늘함'을 뜻한다.

등산 도중 땀을 많이 흘렸는데 준비한 물이 떨어졌다면 이 호흡법을 통해 갈증을 덜고 뜨거워진 몸을 식힐 수 있다. 또한 미열이나 담즙에 이상이 있는 경우에도 시탈리 호흡법이 좋다. 눈과 귀를 안정시키며 간장과 비장을 활성화시키고 소화를 촉진시킨다. 단, 심장병이 있는 사람은 하지 않는 것이 좋다.

몸을 촉촉하게 하는 시탈리 호흡법

① 편안한 자세로 앉는다(가부좌나 반가부좌, 금강좌 등 명상자세가 가능하면 명상자세로 앉는 것이 좋다).

② 등을 곧추세우고 머리는 등과 수평이 되도록 한다. 양팔을 무릎 위에 얹은 후 엄지와 검지를 맞잡고 나머지 세 손가락은 편다.

③ 입술과 혀를 오므려 'O'로 만든다.

④ 말린 혀를 입술 밖으로 내민다. 폐를 가득 채우기 위해 혀의 말린 부분을 통해
공기를 빨아들인다. 공기가 혀의 좁은 틈을 통과하는 동안 저절로 치찰음(쓰)이 나
게 된다. 마치 빨대로 물을 마시듯 혀를 통해 공기를 가득 들이마신 후 혀를 풀고
입을 다문다.

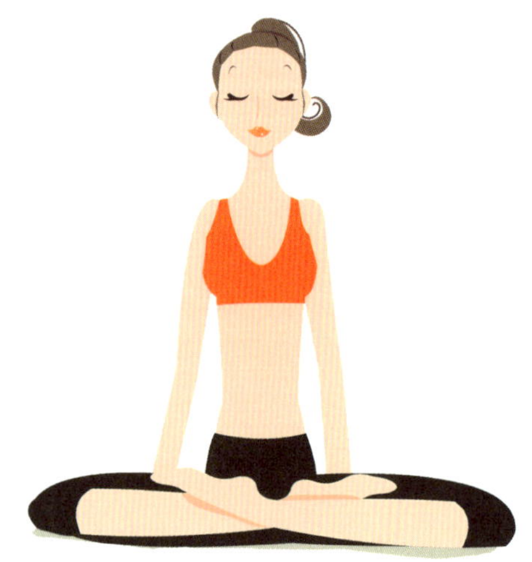

06

촉촉해지는 제철식품

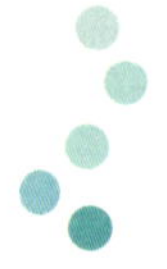

촉촉하게 만드는
네 가지 조건

우리 몸을 촉촉하게 만드는 네 가지 조건

우리 몸을 촉촉하게 만드는 식품의 조건은 크게 네 가지다.

우선 수분이 많아야 한다. 물이나 차의 수분과는 달리 식품 안에 들어 있는 수분은 미네랄이 함께 들어 있기 때문에 몸 안에서 흡수가 더 빠르다.

두 번째, 노폐물 배출에 탁월해야 한다. 이뇨작용으로 필요 없는 부기는 제거하고, 풍부한 식이섬유가 장에서 활발하게 작용해 노폐물을 원활하게 배설시켜야 우리 몸 안에 독소가 쌓이지 않는다. 몸 안의 노폐물이 적절히 배출되지 않을 경우 우리 몸은 해독을 위해 간이나 신장에 무리를 주게 된다.

세 번째, 순환을 도와야 한다. 순환이 잘 되려면 우선 소화·흡수가 잘 돼야 한다. 소화·흡수와 더불어 혈액과 혈관이 맑고 깨끗해야 막히는 곳 없이 산소와 영양을 공급할 수 있다. 소화·흡수를 돕고 혈액을 맑게 유지시켜주는 식품이 우리 몸을 촉촉하게 하는 데 도움이 된다.

마지막 조건은 몸을 따뜻하게 해주어야 한다는 것이다. 식품에 따라 훈훈한 온기를 주는 식품이 있는가 하면 몸을 시원하게 만드는 식품이 있다. 현대인의 경우 스트레스나 아토피 등 피부질환으로 인해 피부의 온도는 높아도 몸 전체는 차가운 경우가 많다. 이때 우리 몸을 전체적으로 따뜻하게 가꿔주는 식품을 섭취하면 체내 건조를 막고 몸을 촉촉하게 만들어준다. 대표적인 식품으로 과일과 채소·해조류가 있으며, 단백질 식품으로는 생선류가 대표적이다.

짠 음식, 말린 음식은 우리 몸을 건조하게 만든다

반면 우리 몸을 건조하게 만드는 식품으로는 염장식품과 말린 음식을 들 수 있다. 염장식품은 짜기 때문에 불필요한 수분을 배출시키지 않고 체내에 남겨 둬 부종을 유발할 수 있다. 건조식품은 짤 뿐만 아니라 의식하지 못하는 사이에 과잉 섭취하기 쉽다. 그밖에도 이뇨작용이 심하거나 열을 지나치게 내는 식품도 몸을 건조하게 만드는 식품에 포함된다.

식품의 특징과 영양·효능에 따라 촉촉한 음식과 건조한 음식으로 나누고는 있지만 세상에는 100% 좋은 식품도, 100% 나쁜 식품도 없다. 아무리 좋은 식품일지라도 과유불급, 즉 과도한 것은 금물이며, 건조를 유발하는 식품에도 몸에 좋은 성분은 들어 있다.

그러므로 식품의 영양과 효능을 따져가며 가려 먹는 것보다는 제철에 나는 식품을 맛있게 먹되 과식과 짜게 먹는 것을 피하는 것이 좋은 식습관이다.

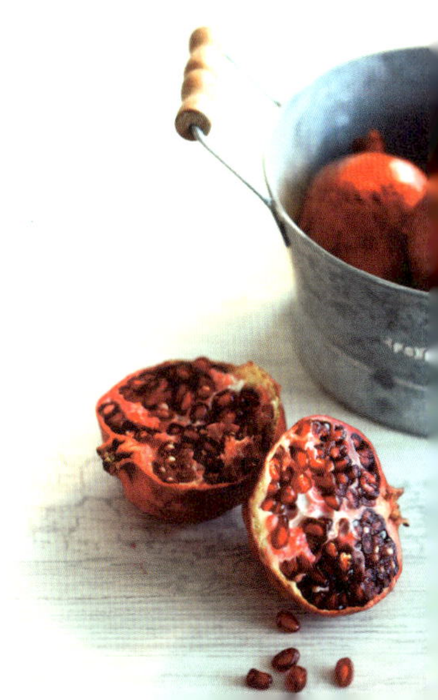

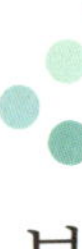

봄

파래

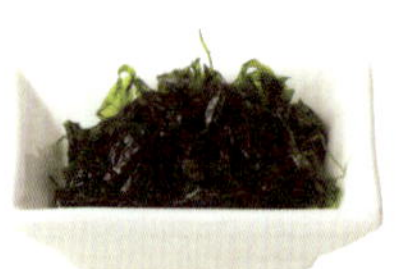

대부분의 해조류가 그렇듯 파래에는 단백질과 비타민, 미네랄, 식이섬유가 풍부하다. 미네랄 중에서도 칼슘이 해조류 중 가장 많다. 해조류는 위장병에도 효과적인데, 점막을 보호하고 재생을 돕는 비타민 U가 양배추보다 무려 70배나 많이 들어 있다. 파래에는 또 담배의 해독을 풀어 주는 메틸 메티오닌과 비타민 A가 풍부하게 들어 있다. 이들 성분은 담배 때문에 손상된 폐 점막을 재생하고 보호해주는 역할을 하기 때문에 폐암을 예방하는 효과도 있다.

녹조류인 파래는 엽록소가 풍부하다. 엽록소는 강한 불이나 햇빛에 쉽게 손상되기 때문에 가능하면 날것 그대로 먹는 것이 좋다.

욕조 물에 파래를 풀어 목욕을 하면 윤택한 피부를 만들 수 있다. 특히 아토피성 피부염, 과민성 피부염에 뛰어난 효과를 보이며 그밖에 외상, 습진, 화상 등의 피부염증에 좋은 효과를 나타낸다. 다만 때로 알레르기 반응을 보이는 경우가 있으므로 팔에 먼저 발라 본 후 이상이 없으면 전신에 적용하도록 한다.

딸기

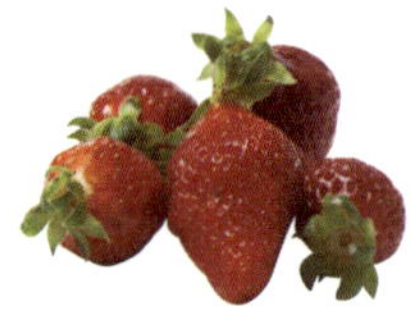

단맛이 강한 과일을 먹고 나면 목이 마른 경우가 많은데, 딸기는 많이 먹어도 갈증을 느끼지 않는다. 딸기의 단맛은 자

일리톨 성분이기 때문에 청량감이 느껴지고 열량 또한 낮다. 딸기의 비타민 C 함유량은 과일 중 으뜸으로 귤의 1.5배, 사과의 10배에 달해 작은 딸기 대여섯 개만으로도 하루에 필요한 비타민을 충분히 채우고도 남는다.

비타민 C는 감기를 예방하고 피부를 탄력 있게 하며, 인터페론을 생성해 이물질과 암세포를 잡아먹는 대식세포의 능력을 강화시켜 면역력을 높이고 암을 예방한다. 비타민 C는 또한 스스로 활성산소에 의해 산화됨으로써 활성산소가 유전자나 세포에 손상을 입히는 것을 막는다.

딸기는 그냥 먹기도 하지만 잼으로 만들기도 한다. 잼을 만들기 위해서는 산·당·펙틴이 풍부해야 하는데 딸기에는 새콤한 맛을 내는 유기산과 식이섬유의 일종인 펙틴이 상당히 풍부해 잼을 만들기에 좋다. 딸기의 펙틴은 장의 연동운동을 도와주므로 노폐물 배출에도 효과적이다.

죽순

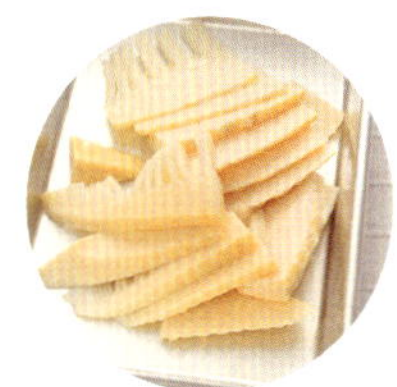 대나무는 푸른 절개의 상징이건만, 정작 여름이 되면 푸르렀던 잎이 모두 누렇게 뜨고 만다. 봄철 죽순을 키우는 데 영양을 모두 쏟았기 때문이다. 대나무의 고갱이라 할 수 있는 죽순에는 질 좋은 단백질과 미네랄, 섬유질이 풍부하다. 죽순의 독특한 맛을 내는 것도 단백질이다.

죽순의 단백질은 티로신·아르기닌·히스티딘·로이신·베타딘·골린·아스파라긴 등 질 좋은 아미노산으로 구성됐다. 티로신은 부신의 주성분이자 생리적 활성물질인 아드레날린의 전구물질로 체내의 생화학적 대사를 촉진하는 역할을 한다.

죽순에는 미네랄도 풍부해서, 체내 염분을 조절하고 혈중 콜레스테롤을 떨어뜨려 고혈압과 동맥경화·심장병을 예방한다. 또한 마음을 안정시켜 머리를 많이 쓰는 학생이나 정신노동을 많이 하는 사람에게도 추천할 만하다.

죽순은 또 식이섬유가 풍부해 고기를 먹을 때 죽순을 곁들이면 육류 위주의 식생활이 유발하는 변비와 대장암도 막을 수 있다. 하지만 비타민은 부족하므로 깻잎이나 시금치 등 녹색채소와 함께 조리해야 영양의 균형을 맞출 수 있다.

조리하지 않은 죽순에는 담배연기 속에 든 것과 같은 시아노겐이라는 유독물질이 들어 있으므로 반드시 익혀서 먹어야 한다.

미나리

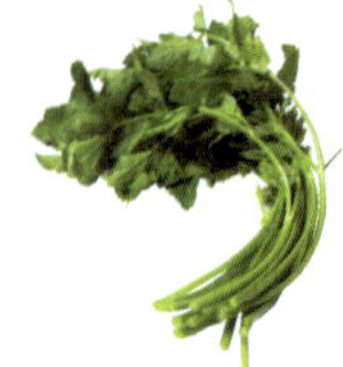

향이 독특한 미나리는 복지리나 해물탕에 단골로 들어간다. 파릇한 미나리의 색과 특유의 향이 입맛을 돋우는 것은 물론 복어의 독이나 중금속 등 여러 독소를 풀어주기 때문이다.

미나리향의 기특함은 이뿐만이 아니다. 미나리의 효능 중 가장 주목할 만한 것이 바로 혈액을 맑게 하고 혈관을 보호해 혈압을 낮춘다는 점이다. 게다가 섬유질과 수분도 많아 변비를 예방함으로써 체내에 노폐물이 쌓이지 않고 적절히 배출되도록 돕는다.

미나리 속에는 베타카로틴 성분이 많은데 이 성분은 체내에 흡수되어 비타민 A로 바뀐다. 비타민 A는 야맹증 예방뿐 아니라 폐, 기관지, 눈, 코, 등 점막의 재생과 유지에 꼭 필요한 성분이다.

미나리는 또 엽산도 풍부한데, 임산부의 경우 엽산이 부족하면 조산, 기형아 출산 등을 일으키게 되므로 미나리로 엽산을 보충해주면 좋다.

시금치

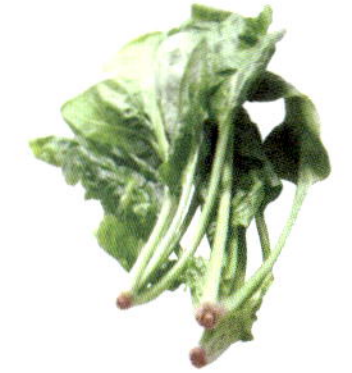

뱃사람 뽀빠이를 기사회생시킨 시금치의 짙은 초록색 잎에는 베타카로틴, 비타민 C, 칼슘, 철분, 요오드, 엽산은 물론 엽록소까지 풍부하다. 그래서 시금치는 성장기 어린이는 물론 빈혈이 염려되는 임산부에게도 좋은 식품이다. 베타카로틴과 비타민 C가 강력한 항산화작용을 하는데다 엽록소(클로로필)가 세포나 유전자의 손상을 막아 암을 예방하는 효과도 있다.

일본에서 연구한 바에 따르면 시금치에 든 엽산이 암 억제 유전자를 복구하고, 비타민 B_{12}가 엽산을 지원해 위암과 폐암을 효과적으로 억제하는 것으로 나타났다. 습관성 유산이나 신경계통의 선천성 기형아가 있는 집 안은 임신 전에 엽산이 든 식품을 충분히 섭취하는 것이 좋다.

비타민 C와 엽록소, 엽산은 햇볕을 많이 쬔 시금치일수록 더 많이 갖고 있다. 하지만 수확 후 시간이 지날수록 파괴되므로 되도록 빨리 조리해야 한다.

시금치를 삶을 때는 초록빛을 유지하는 것이 관건인데, 오래 삶을수록 영양이 파괴되므로 살짝 데치는 것이 중요하다. 시금치의 서너 배에 달하는 물에 뚜껑을 연 채 데쳐야 잎이 누렇게 변하지 않는다. 뚜껑을 닫을 경우 시금치에서 나온 휘발성 유기산이 엽록소를 파괴하기 때문이다. 시금치는 뽀빠이의 사랑스런 애인과 이름이 같은 올리브유에 조리하는 것이 엽록소 파괴도 줄이고 지용성 비타민인 베타카로틴의 흡수도 높일 수 있는 방법이다.

시금치를 지나치게 많이 먹는 경우(하루에 500g 이상) 결석을 유발할 수 있다는 연구 결과가 있으나 이처럼 많은 양을 먹기도 힘들거니와, 데쳐 먹거나 참깨와 함께 먹으면 결석의 원인이 되는 수산을 어느 정도 배출할 수 있다. 참깨에는 시금치에 부족한 단백질, 지방 등이 풍부해 영양상의 조화를 이룬다.

살구

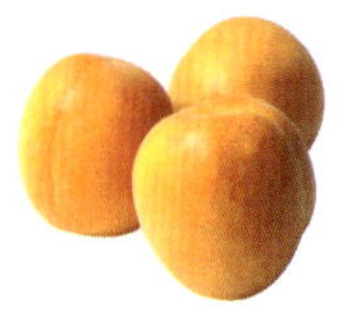

옛날 중국 오나라 때 동봉(董奉)이란 의사가 환자들에게 치료비 대신 살구나무를 심게 하였다. 중환자는 다섯 그루, 병이 가벼운 환자는 한 그루씩 심게 한 결과 머지않아 수십만 그루의 살구나무 숲을 갖게 되었다. 동봉은 이 숲에서 난 살구를 곡식과 바꿔 가난한 사람을 도왔다. 그래서 동봉의 살구 숲인 동선행림(董仙杏林)에서 유래된 '행림'은 진정한 인술을 펼치는 의사를 나타내는 말이 되었다.

복숭아의 사촌 격인 살구는 복숭아와 마찬가지로 흡연자들에게 특히 좋은 과일이다. 베타카로틴이 풍부하기 때문에 폐암, 후두암, 췌장암 등 흡연이 원인인 암을 예방한다. 한방에서는 오래 전부터 살구를 진해거담제로 사용해 왔으며 기관지염, 폐결핵, 만성기침환자들의 치료약으로 사용하기도 했다.

살구는 우주비행사의 건강식이기도 하다. 아폴로 13호의 우주비행사들이 살구를 싣고 우주로 향했다. 비타민 A(베타카로틴)와 C, 칼륨이 풍부한 살구가 무중력 상태에서 심장 건강을 유지하는 데 도움이 될 것이라 여겼기 때문이다. 풍부한 유기산이 상큼한 맛을 내는 살구는 피로해소에도 더없이 좋다.

발아 현미

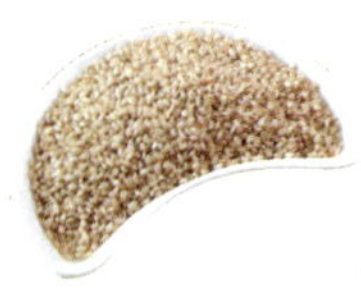

현미는 벼의 껍질만 벗기고 배아와 쌀겨는 그대로 남겨둔 쌀이다. 덕분에 비타민 B군과 미네랄 등 미량 원소가 풍부하며, 싹을 틔우기에 충분한 영양을 고스란히 갖고 있는 생명력을 지녔다. 믿기지 않는다면 도정한 흰쌀과 현미를 물에 담가보라. 흰쌀은 물에 오래 담가두면 썩지만 현미는 발아한다. 흰쌀보다 열량이 낮아 체력이나 체형 관리를 위해 열량을 조절해야 하는 사람들이 선택해야 할 식품이다.

현미의 핵심은 바로 쌀눈에 있다. 쌀눈에 있는 감마오리자놀은 자율신경을 안정시키고 고혈압에 도움이 되며, 판토텐산은 두뇌활동에 기여하고, 니코틴산은 신경을 안정시켜 판단력을 높이고 혈액을 정화해 독소를 배출하는 역할을 한다. 쌀겨에는 몸에 좋은 식물성 기름과 섬유질이 많아 콜레스테롤이 쌓이는 것을 막아주고 변비 예방에도 도움이 된다.

특히 가바(GAVA, 감마-아미노락산)는 고혈압을 개선하고 신경을 안정시킨다. 가바는 쌀눈에 풍부한데 차나 다른 곡류에도 들어 있지만 특히 쌀에 든 것이 혈압개선 효과가 크다. 놀라운 것은 쌀을 물에 담가 두면 발아할 준비를 하면서 가바의 양도 크게 늘어난다는 점이다. 또한 세포의 성장에 빼놓을 수 없는 물질인 IP6는 대장암이나 지방간, 동맥경화 예방에 중요한 역할을 한다. IP6는 많이 도정할수록 함유량이 떨어진다.

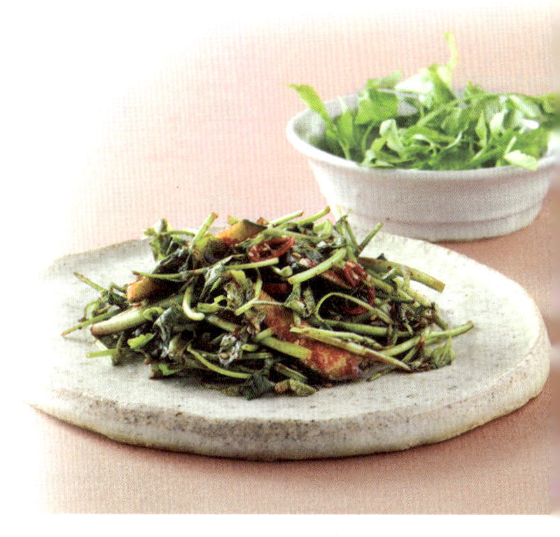

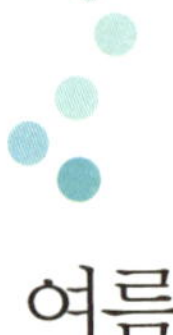

여름

수박

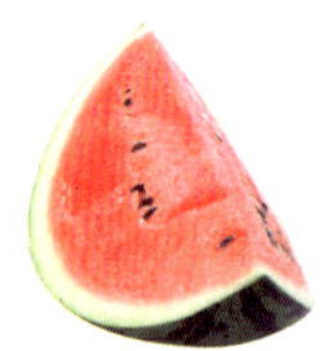

수박은 여름 과일의 제왕답게 아프리카 출신이다. 그래서 그런지 갈증 해소와 해열에 따라올 과일이 없다. 수박의 90%는 수분이며, 단맛을 내는 과당과 포도당은 흡수가 빨라 피로해소에 그만이다. 이뇨작용 또한 탁월해 다이어트에도 도움이 된다. 특히 수박에는 이뇨를 돕는 시트룰린과 아르기닌이 많아 변비가 있거나 혈액순환이 잘 안 되어 몸이 잘 붓는 사람에게 좋다. 또한 대장을 깨끗하게 해주는 장세척 효과가 있어 배에 찬 가스를 제거하는 데도 좋다. 시트룰린은 과육에도 많지만 수박씨에 더 많다.

참외

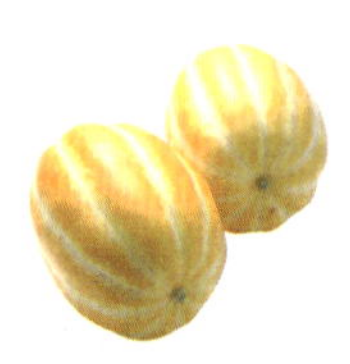

수박만큼이나 시원한 여름 과일인 참외 역시 갈증 해소 및 이뇨작용이 탁월하다. 수박과 마찬가지로 수분은 90% 가까이 되며, 아삭하고 달콤한 맛이 여름 더위에 지친 몸과 마음까지 상쾌하게 해준다. 참외는 특히 당분 흡수가 빨라 탈수증상을 치료해주며, 수분과 함께 칼륨도 풍부해 몸속 노폐물을 적절히 배출시킨다. 옛 문헌에 따르면 참외는 차고 맛이 달며 독이 없어서 갈증을 멎게 하고 열을 없애며 소변이 잘 통하게 하고 입과 코의 부스럼을 잘 다스린다고 기록되어 있다. 몸속의 유해균을 없애는 기능이 있어 식중독이 자주 발생하는 여름철 건강관리에 특히 좋다.

참외는 여름 과일답게 비타민 C의 함량 또한 많다. 하지만 단맛이 강해 너무 많이 먹으면 오히려 갈증을 유발할 수도 있다.

복숭아

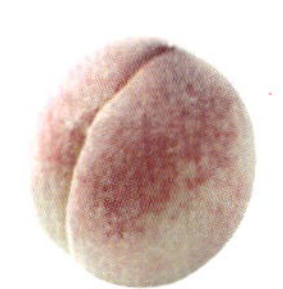

복숭아는 노폐물을 배출시켜 몸을 정화하는 데 탁월하다. 특히 흡연자라면 토마토와 함께 복숭아를 먹는 것이 좋다. 상큼한 맛을 내는 주석산·사과산·구연산·개미산 등 다양한 유기산이 흡연 욕구를 감소시키고 니코틴을 비롯한 담배 독을 해독한다. 식이섬유도 풍부해 변비를 해소하고 노폐물이 몸에 쌓이지 않게 빨리 배출시켜 대장암 예방 효과도 있다. 유기산은 일반 복숭아보다 황도에 두 배 정도 더 많이 들어 있다.

복숭아는 털이 많아 알레르기를 유발하기 때문에 피부에 안 좋을 것이라고 생각하지만, 예로부터 복사골에 미인이 많다고 했다. 비타민 A, B₁, B₂, B₆, C, E, 나이아신 등 각종 비타민이 풍부해 '먹는 화장품'이라고도 불릴 정도다. 복숭아 잎을 띄운 물로 목욕을 하면 땀띠 치료와 예방에 효과적이다.

부추

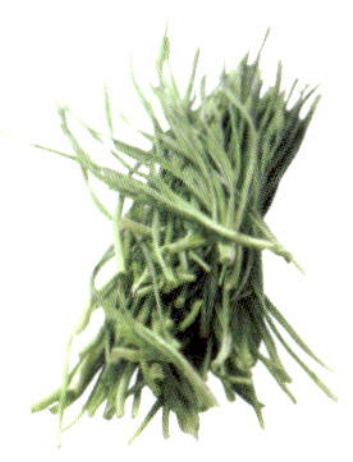

부추에는 알리신이 풍부하다. 알리신은 체내에서 분해돼 알리티아민이 되는데, 알리티아민은 말초신경 활성화와 에너지 생성에 중요한 역할을 하는 비타민 B₁보다 흡수율이 20배나 높다. 불가에서 부추를 금하는 것은 이와 같은 강장 효과 탓이다. 부추에는 베타카로틴도 풍부한데, 몸속에서 비타민 A로 바뀐 베타카로틴은 세포의 노폐물과 죽은 세포를 제거하는 리소좀을 보호하는 역할을 한다.

부추의 초록빛 긴 잎에는 엽록소(클로로필)가 풍부하다. 엽록소는 식물이 광합성을 통해 만들어낸 탄수화물로, 식물에 영양분을 공급해 먹이사슬의 기초가 된다. 인체에 들어오면 지혈작용과 상처치유작용을 하며 혈관 확장과 세포재생에도 도움이 돼 고혈압이나 암 등 만성병 예방에 큰 도움이 된다. 특히 혈액 중 산소를 운반하는 헤모글로빈과 그 모습이 흡사해 '녹색 혈액'이라 불리며 실제 인체 안에서 헤모글로빈의 역할을 수행하기도 한다.

찬 음식을 자주 먹고 냉방기에 노출되는 여름에는 자율신경이 제 기능을 못해 피로가 누적되거나 감기에 걸리는 경우가 잦다. 부추는 자율신경을 자극해 에너지 대사율을 높여준다.

부추에는 최근 항암물질로 주목받고 있는 셀레늄도 풍부하다. 셀레늄은 암을 비롯한 각종 질병과 노화의 원인이 되는 활성산소의 독을 제거하는 '글루타타이온페로시다아제' 효소의 주요 성분으로 비타민 E를 강력하게 지원해 활성산소와 싸워 암을 억제하는 작용을 한다.

매실

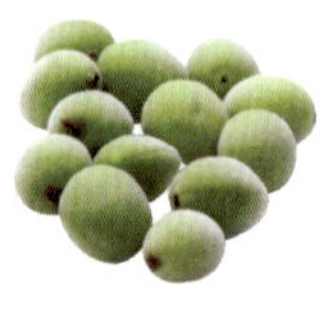

매실은 과일이긴 하지만 신맛이 너무 강해 그냥 먹지는 못한다. 대신 장아찌나 음료 등으로 가공을 한다. 매실 과육은 꽤나 단단하지만, 의외로 90% 이상이 수분이다. 그밖에 약간의 탄수화물과 강한 신맛을 내는 유기산으로 구성되는데, 피로해소에 효과적인 구연산은 다른 과일에 비해 월등히 높다. 식이섬유인 펙틴도 풍부하다.

매실은 소화제로도 사용될 정도로 소화를 돕는 작용이 뛰어나고 식욕을 돋워

주기도 한다. 해독 및 살균 효과도 있는데, 매실의 피크린산 성분이 독성 물질을 분해하며 각종 식중독균을 죽이므로 여름철에 특히 유용하다. 일본 도시락에 매실장아찌인 우메보시가 빠지지 않는 것은 바로 이 때문이다.

매실은 갈증 해소 효과도 탁월하다. 조선시대 단오에 임금이 대신들에게 내린 청량음료인 제호탕의 주재료도 매실이었다. 〈동국세시기〉는 제호탕을 두고 "마시면 갈증이 풀리고 속이 시원하며 정신이 상쾌해진다"고 소개하고 있다. 한의학에서는 열이 나는 질환이나 오랜 감기로 수분이 부족할 때 처방에 넣을 정도로 수분 공급에 탁월한 식품이다.

가지

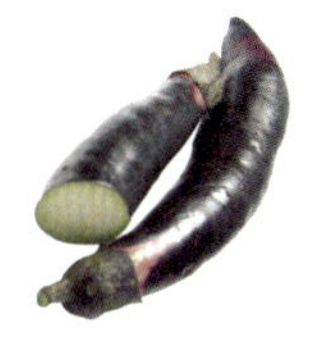

가지는 겉보기에는 퍽퍽해 보이지만 수분이 무려 94%나 된다. 가지의 보라색은 강력한 항산화물질로 혈관을 보호하고 항암 작용을 하는 안토시아닌 계열의 나스닌(자주색)과 히아신(적갈색)으로 구성된다. 나스닌과 히아신은 지방질을 잘 흡수하고 혈관 안의 노폐물을 용해, 배설시키는 성질이 있어서 혈중 콜레스테롤 상승을 억제한다. 그래서 지방이 많은 식품과 가지를 함께 먹으면 혈중 콜레스테롤 수치가 높아지는 것을 막을 수 있다.

가지는 사과 껍질에도 많은 펙틴 성분도 지니고 있다. 펙틴 역시 콜레스테롤을 떨어뜨리고 대장내 유산균의 먹이가 되어 유산균을 잘 자라도록 도와주므로 변비도 없애고 대장암도 예방해준다. 가지는 스코폴레틴(Scopoletin)과 스코파론(Scoparone)이라는 경련억제 성분을 함유하고 있어 진통을 위해 사용되는 경우도 있으며, 항암작용을 하는 폴리페놀 성분도 풍부하다. 또한 이뇨효과도 있어 몸이 잘 붓는 사람이나 고혈압 환자에게도 유익하다.

하지만 나스닌과 히아신이 기름기를 잘 흡수하는 바람에 기름으로 조리하면 칼로리가 상당히 높아진다. 따라서 기름을 사용할 경우에는 올리브유를 쓰거나 지방을 뺀 우유를 가지고 살짝 데쳐서 요리하는 것이 좋다. 가지를 올리브유로 조리하면 지방질은 흡수하고 항산화효과는 높일 수 있다.

장어

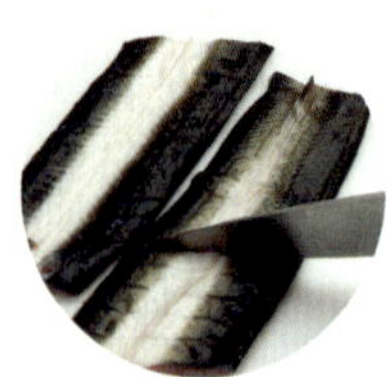

일본에서는 우리의 복날에 해당하는 '도요'날 장어구이인 '우나기'를 먹는다. 장어는 양질의 단백질과 비타민 A·E가 풍부해 쉽게 지치는 여름철에 그만이다. 단백질은 신체를 이루는 기본이며 비타민 A는 성장과 생식에 관여한다.

장어는 또한 노화를 예방하고 피부에 작용해서 피부미인을 만드는 데 일조를 하기 때문에 여성들에게도 좋은 식품이다. 철분이 많아 빈혈과 골다공증을 예방하며, 정력을 증강시키는 뮤신과 콘드로이틴, 미네랄이 풍부해 건강에 더없이 좋다.

하지만 장어에 풍부한 비타민 A는 지용성 비타민이므로 너무 많이 먹으면 몸 안에 쌓여 두통, 설사, 심지어 간기능 장애나 골다공증 등의 원인이 될 수도 있다. 고혈압이나 고지혈증, 동맥경화 등 성인병이 있는 경우 장어는 피하는 것이 바람직하다. 기름이 많기 때문에 동물성 지방을 피해야 하는 이들에게는 결코 보신식품이 될 수 없다. 임산부 역시 마찬가지다.

장어를 먹을 때는 해초류나 녹색채소와 함께 먹는 것이 좋다. 담백하고 깔끔한 해초류와 고소하고 기름진 장어의 맛이 잘 어우러지는 것은 물론, 지방이 체내에 쌓이는 것을 막아준다. 장어는 생강과도 궁합이 잘 맞는다. 생강 특유의 향이 장어의 비린내는 없애고, 단백질과 지방의 소화·흡수는 돕기 때문이다.

반면 복숭아와는 상극이다. 지방이 많은 장어는 위에서 머무는 시간이 길고 소장에서 소화효소인 리파아제에 의해 지방이 흡수된다. 그런데 복숭아는 위와 십이지장을 거쳐 곧바로 소장에 도달하기 때문에 복숭아의 유기산이 장을 자극해 설사를 유발할 수 있다.

낙지

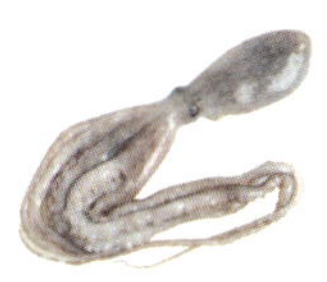

낙지는 갯벌 속에 숨어서 새우, 게, 굴, 고둥, 조개, 물고기 등을 닥치는 대로 먹어치운다. 미네랄이 풍부하기로 유명한 우리나라 갯벌에서 고단백 해물을 포식하며 살아온 탓에 '여름 낙지 한 마리는 인삼 한 뿌리에 버금간다'는 소리를 듣는다.

전남 해안지역에서는 푹푹 찌는 여름이면 사람은 물론 소싸움에 나가는 황소에게 낙지를 삶아 먹이곤 했다고 한다. 농사일에 지쳐 쓰러진 소에게 산낙지를 상추 잎에 싸서 던져주면 꿀꺽 삼키고는 벌떡 일어난다고도 한다. 실제로 낙지에는 단백질, 비타민 B_2, 타우린, 인·철분·칼슘 등 각종 미네랄이 풍부해서 강장효과와 함께 힘이 없을 때 기를 돋우는 데 그만이다.

단, 해산물은 기본적으로 짠맛이 있으므로 싱겁게 먹어야 한다. 보통 기름장에 찍어 먹는데 이때 소금을 너무 많이 넣지 않도록 유의한다.

토마토

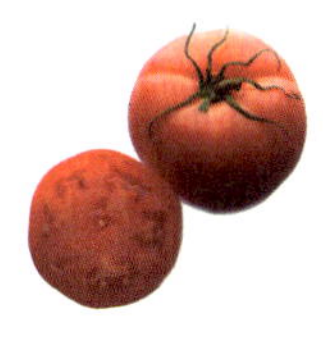

붉고 통통한 토마토에는 라이코펜이 풍부하다. 라이코펜은 뛰어난 항암제로 알려진 베타카로틴보다 두 배나 강력한 항암물질로, 암 유발물질이 채 만들어지기도 전에 몸 밖으로 배출하는 역할을 한다. 하버드대의 연구 결과 토마토 요리를 주 10회 이상 먹는 사람은 그렇지 않은 사람에 비해 전립선암에 걸릴 확률이 45%나 낮은 것으로 나타났다.

토마토는 흡연자의 폐암 예방에도 탁월한 효과를 보인다. 흡연을 하면 카로티노이드의 구조가 변화되어 베타카로틴의 강력한 항암효과도 무용지물이 되는데, 라이코펜은 흡연을 해도 구조가 변화되지 않는다. 토마토를 익혀 먹으면 라이코펜 함량이 최고 7배까지 높아진다.

라이코펜 외에도 토마토의 신맛을 내는 구연산이 니코틴 해독작용을 하며, 베타카로틴, 비타민 C·E, 셀레늄, 식이섬유 등과 같은 항암성분이 상승작용을 해 항암효과를 더욱 공고히 해준다. 비타민 K는 골다공증과 노인성치매 예방에 도움이 되며 과당, 포도당, 비타민 C와 비타민 B_1·B_2를 다량 함유하고 있어 천연 피로해소제로도 가히 손색이 없다.

토마토는 비만환자들의 간식으로 적극 권할 정도로 다이어트에도 효과적이다. 칼로리가 낮고 수분이 풍부한데다 토마토의 섬유질을 이루는 펙틴이 위에 오랜 시간 머물러 만복감을 주기 때문이다. 펙틴은 지방을 흡수하는 성질이 있어 지방의 체내 흡수를 막고 변비를 예방한다.

토마토는 짠맛을 내기 때문에 요리에 이용하면 소금 섭취량을 줄일 수 있다. 하지만 토마토에 설탕을 뿌려 먹으면 오히려 비타민 B군의 힘을 잃게 해 효력을 발휘할 수 없다.

오이

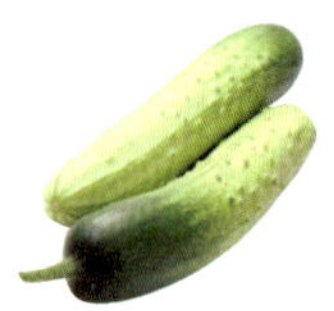

양껏 물을 들이켜도 좀처럼 갈증이 가시지 않을 때 오이 한 개를 씹어 먹으면 금세 목마름이 사라진다. 오이는 수분이 많아 갈증 해소에 탁월한 반면, 칼륨이 나트륨 배출을 촉진해 몸 안에 쌓인 노폐물을 효과적으로 배출함으로써 몸을 맑게 하고

부종을 예방한다. 고혈압의 원인인 나트륨이 배설되니 혈압을 낮추어주는 효과도 있다. 오이로 팩을 하면 미백효과가 있으며 햇볕에 그을린 피부를 가라앉히는 데도 효과적이다.

연초록빛 오이 껍질은 오이지나 소박이를 담그면 곧 갈색으로 변한다. 산 때문에 엽록소가 분해되어 색을 잃는 것이다. 엽록소는 식물이 광합성을 통해 만들어낸 녹색 색소로 유전자 손상을 방지하고 세포 재생작용을 도와준다. 헤모글로빈과 생김새가 같아 녹색 혈액으로 불리는 엽록소는 혈액을 정화시켜주고 몸의 신진대사를 좋게 해준다.

오이에는 비타민 C를 파괴하는 효소인 아스코르비나제가 들어 있어 다른 채소나 과일과 먹으면 비타민 C가 파괴된다. 식초를 넣으면 아스코르비나제가 파괴되므로 오이소박이나 오이미역냉국, 오이당근주스 등을 만들 때는 오이를 넣기 전 식초를 약간 떨어뜨리는 것이 좋다. 하지만 식초를 너무 많이 넣으면 오히려 강력한 항산화제인 베타카로틴이 파괴되므로 약간만 넣어야 한다.

포도

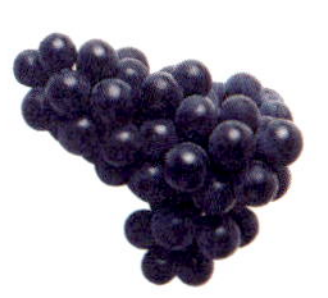

다년초 식물인 포도는 땅속 깊숙이 드리운 뿌리를 통해 흙 속에 산재한 양질의 미네랄을 흠뻑 머금는다. 그렇게 만들어진 포도송이 하나하나는 '프렌치 패러독스'라는 신비한 작용을 한다. 프렌치 패러독스는 육류와 버터 같은 동물성 지방을 즐기는 프랑스인들이 다른 나라 사람들에 비해 심장질환으로 인한 사망률이 현저히 낮은 아이러니를 일컫는다. 포도씨에 풍부한 폴리페놀과 붉은 색소인 안토시아닌이 혈전이 생기는 것을 막아 심장질환과 뇌졸중 위험을 낮춘 덕분이다.

안토시아닌은 망막에서 빛을 감지해 뇌로 전달해주는 로돕신 색소의 생성을 도와 눈의 피로를 푸는 데도 도움이 된다. 눈의 피로뿐만이 아니다. 달콤한 포도 몇 알만 삼켜도 갈증이 가시면서 전신의 피로 또한 걷힌다. 보통 당분은 위에서 분해되어 포도당과 과당으로 변한 후 장에서 흡수되지만 포도에 든 포도당과 과당은 쉽게 소화 흡수되어 피로해소제로도 손색이 없다.

식물은 외부독성에 대항해 방어물질을 만들어낸다. 뜨거운 태양빛 아래서 만들어진 포도의 항독성 물질인 '레스베라트롤'은 정상세포가 암으로 발전하는 것을 차단하는 동시에 이미 악성으로 변한 세포의 증식을 억제한다는 사실이 밝혀져 최근 항암물질로도 주목받고 있다.

포도는 과일치고는 비타민이 아주 적은 편이지만 미네랄이 풍부한 알칼리성 식품이며, 주석산·사과산 등 유기산과 펙틴, 이노시톨, 타닌 등이 풍부해 장운동을 증진시키는 효과가 있다. 또 인체 곳곳에 쌓인 유독성 산성 물질을 중화시켜 노폐물을 제거하기 때문에 포도를 많이 먹으면 혈액이 맑아지고 간과 신장의 기능도 좋아져 노폐물의 체외 배설이 촉진된다. 또한 검은 포도에는 철분이 많은데, 이것이 적혈구를 만들어내는 조혈작용을 하기도 한다.

자두

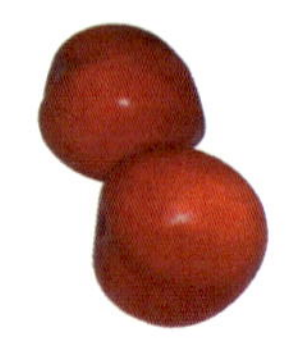

가공식품이나 이미 조리된 음식의 영양은 시간이 지날수록 파괴되지만 어떤 채소나 과일은 조리를 하거나 시간이 흐를수록 영양이 더욱 풍부해지기도 한다. 토마토의 라이코펜은 익히면 더욱 많아지며, 콩나물에는 콩에 없던 비타민 C가 풍부하다. 자두 역시 마찬가지다. 다른 과일에 비해 비타민이 적은 편이지만 말리면 비타민 A와 B·E가 상당히 많아진다.

말린 자두에는 안토시아닌은 기본. 베타카로틴은 당근보다 100g당 무려 10%나

더 많이 들어 있다. 베타카로틴을 비롯해 붉은 속살 곳곳에 숨은 카로티노이드의 항산화작용 덕분에 노화 방지와 암 예방에도 효과가 있다. 그래서인지 서양에서는 '프룬(prune)'이라 불리는 마른 자두를 아침식사에 곁들이곤 한다.

프룬 주스는 변비 특효약으로 알려졌는데, 풍부한 식이섬유가 장운동을 활발하게 해 자연스럽게 변비를 해결하는 데 도움을 주기 때문이다. 어른아이 할 것 없이 모두에게 효과적이며, 과일이기 때문에 임산부도 안심하고 먹어도 된다. 말린 자두가 임산부에게 좋은 또 다른 이유는 칼슘과 철분이 다른 과일보다 월등히 많기 때문이다. 덕분에 골다공증과 빈혈 치료에도 도움이 된다.

자두는 인체의 건강에만 이로운 것이 아니라 음식을 건강하게 지키는 데도 효과적이다. 말린 자두는 육류에 세균이 증식하는 것을 억제한다. 육류요리를 할 때 육류의 3% 정도만 넣어도 주요 음식 병원균인 대장균, 살모넬라, 리스테리아, 포도상구균의 증식을 억제하는 효과가 있는 것으로 밝혀졌다. 또한 자두는 지방의 산화작용을 억제한다.

물론 항균작용을 하는 먹을거리가 자두 하나뿐인 것은 아니다. 마늘, 계피 등도 고기류의 음식 병원균을 죽이는 데 효과가 있지만 향이 강해 고기 자체의 맛을 바꾸는 경우도 있다. 하지만 말린 자두는 음식의 맛을 그대로 유지시키는 장점이 있다.

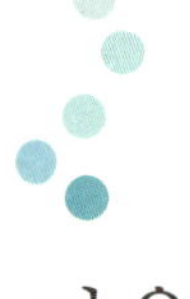

가을

토란

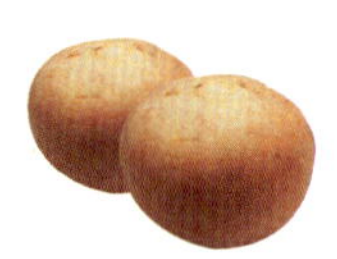

토란에는 생체리듬을 관장하는 호르몬인 '멜라토닌(melatonin)'이 풍부하다. 멜라토닌은 뇌의 송과선에서 분비되는 호르몬으로, 망막에 도달하는 빛의 양이 적을수록, 즉 어두울수록 멜라토닌 분비량이 늘어나 잠을 잘 자게 된다.

하지만 현대인은 야간근무나 공부 때문에 밤늦게까지 깨어 있는 경우가 많고 밤에도 불을 켜고 생활하기 때문에 멜라토닌이 부족한 실정이다. 멜라토닌 부족은 곧 노화와 면역력 약화를 불러온다. 멜라토닌은 정상적으로는 1pg(1조분의 1g)밖에 분비되지 않으므로 식품으로 보충해주는 것이 효과적이다.

토란은 탄수화물이 대부분이지만 칼슘과 비타민 B_1, B_2는 감자보다도 훨씬 많다. 토란에 풍부한 비타민 B_1, B_2는 탄수화물과 지방의 소화 흡수를 돕고 식이섬유는 장운동을 활성화하는 데 도움을 준다.

당근

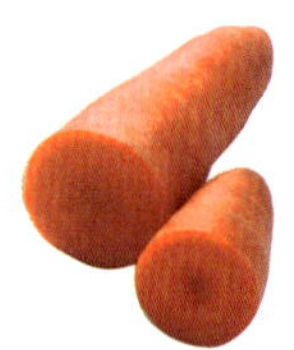

장수촌의 공통점 중 하나가 바로 당근과 호박을 즐긴다는 점이다. 당근과 호박의 붉은 속살에 감춰진 카로티노이드가 몸속에서 비타민 A로 바뀌어서 노화를 억제하고 질병에 대한 저항력을 키워주며 피부를 곱게 가꿔주기 때문이다.

카로티노이드의 어원이 '캐럿(carrot)'이라는 데서 알 수 있듯 당근은 알파카로틴, 베타카로틴 등 카로티노이드의 종합선물세트라고 할 수 있다. 카로티노이드는 발암물질과 독성물질을 무력화시키고 암을 유발하는 물질을 재빨리 배출하며, 몸속의 배기가스인 활성산소가 세포를 손상시키는 것을 막는다.

당근의 보배인 카로티노이드는 주로 껍질 부위에 몰려 있으므로 당근을 먹을 때는 껍질을 벗기지 않는 편이 좋다. 흡수를 더 잘 되게 하기 위해서는 올리브유에 살짝 볶아 먹는다. 카로티노이드는 지용성이기 때문에 기름과 함께 조리하면 영양 효율이 높아진다.

한편 당근에는 오이와 마찬가지로 비타민 C를 파괴하는 효소인 아스코르비나제가 들어 있으므로 사과당근주스를 만들 때 사과와 당근을 함께 갈면 비타민 C가 모두 파괴된다. 이때는 당근을 먼저 간 후 식초를 한 방울 떨어뜨리고 사과를 넣는다. 이렇게 하면 식초가 아스코르비나제를 파괴해 사과의 비타민 C를 지킬 수 있다.

버섯

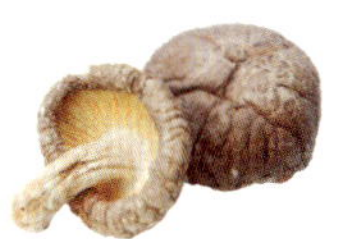

사실 버섯은 곰팡이다. 독특한 향과 맛을 가진 곰팡이로 뭔가에 기생해야지, 혼자서는 살 수 없는 식품이 바로 버섯이다. 그럼에도 버섯은 오래 전부터 건강식품으로 각광받아왔으며 대체의학에서는 버섯 추출물을 암 치료에 이용하기도 한다. 이는 버섯이 공통적으로 갖고 있는 성분인 베타글루칸 덕분이다.

베타글루칸은 모든 버섯이 갖고 있는 성분으로 인체 고유의 면역력을 증진시켜 암을 예방하고 암세포가 자라는 것을 억제한다. 활성산소를 제거하는 항산화작용은 기본. 칼륨은 나트륨을, 식이섬유는 노폐물과 콜레스테롤을 배출시켜 몸을 맑게 한다. 덕분에 고혈압은 물론 동맥경화, 당뇨병 등 생활습관병 예방 효과까지 있다.

채식 위주의 식단에서 부족하기 쉬운 비타민 B복합체와, 칼슘 흡수를 촉진하고 암세포가 새로운 혈관을 만드는 것을 막는 비타민 D도 풍부하다.

베타글루칸 외에도 버섯의 종류에 따라 다양한 유효 성분이 있다. 송이버섯에는 암세포만 골라서 공격하는 항종양 단백질 MAP가, 느타리버섯에는 비타민 D_2의 모체인 에르고스테롤이, 표고버섯에는 혈액순환을 돕고 콜레스테롤 수치를 떨어뜨리는 엘리다테닌과 칼슘 흡수를 도와 뼈를 튼튼하게 하는 비타민 D가 풍부하다.

중요한 것은 베타글루칸을 비롯한 버섯의 영양성분이 수용성이라는 점. 그래서 물에 한참 불려서 씻어내면 효과가 떨어지며, 짜지 않게 조리해 국물까지 먹는 것이 좋다. 버섯을 싫어하는 사람이라면 대추와 함께 차로 끓여 마시. 대추의 단맛 덕분에 보다 쉽게 버섯의 영양을 섭취할 수 있다.

고등어

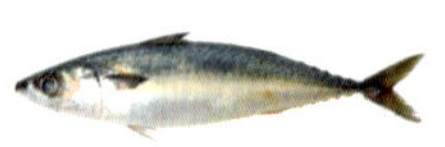

'가을 고등어와 배는 며느리에게 주지 않는다'는 속담이 있을 정도로 가을 고등어는 지방함량이 높아 감칠맛이 뛰어나다. 특히 등보다는 지방이 많은 배 쪽이 더 맛이 좋다.

생선기름은 육류의 기름과는 달리 불포화지방산으로 되어 있어 혈관을 튼튼하게 해준다. 포화지방산이 대부분인 육류의 기름이 콜레스테롤을 높인다면, 생선기름은 오히려 중성지방과 나쁜 콜레스테롤(LDL)은 줄이고 좋은 콜레스테롤(HDL)을 증가시킨다. 이것은 고등어 같은 등 푸른 생선에 EPA와 DHA가 풍부하기 때문인데, EPA는 혈전이 생기는 것을 막고 관절염의 통증과 부종을 완화시키며, DHA는 뇌의 구성물질로 머리를 좋게 하고 치매·암 예방에 효과적이다.

지방산은 공기 중에 노출되면 산화되어 암이나 노화의 원인이 되는 과산화지질로 변하는데, 고등어에는 항산화제인 비타민 E가 풍부하게 들어 있어 DHA와 EPA가

산화되는 것을 막는다. 또한 고등어 껍질에는 비타민 B_2가 풍부해 입이 자주 허는 사람에게 효과적이다.

고등어와 같은 등 푸른 생선은 부패 속도가 빠르다. 특히 고등어는 '살아서도 부패한다'는 말이 있을 정도로 낚아 올리는 순간부터 상하기 시작한다. 선도가 떨어지면 알레르기 유발물질인 히스타민이 분비되므로, 고등어를 구입할 때는 신선한 것을 고르는 것이 중요하다. 갓 잡은 것은 몸이 단단하며 광택이 나고 눈이 촉촉하다.

고등어를 조리하기 전에 식초를 뿌리거나 감자와 함께 조리하면 비린내를 없앨 수 있다. 고등어구이에 레몬즙을 뿌리면 레몬의 비타민 C가 비린내를 없애주고 탄 부위에 생긴 발암물질도 제거해준다.

전어

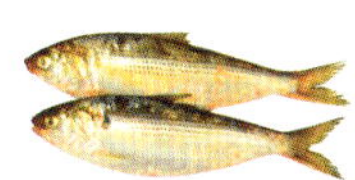

기름지고 맛이 좋아 돈 생각 않고 먹는다는 생선이 바로 '전어(錢魚)'다. '전어 굽는 냄새에 집나간 며느리도 돌아온다'고 할 정도로 맛이 좋으며, '가을 전어 머릿속에는 깨가 서 말'이란 말에서 짐작할 수 있듯 가을 제철 전어의 맛은 고소하기까지 하다. 산란을 마친 전어는 벼가 익을 무렵이면 뼈가 부드러워지고 살이 통통하게 오르는데, 지방의 양이 겨울이나 봄에 비해 최고 세 배나 높아져 이때부터 11월까지 맛이 최고조에 이른다.

전어는 통째로 구워 머리부터 먹는데, 기름이 많아 구울 때 고소한 냄새가 진동을 한다. 전어의 기름에는 불포화지방산인 EPA와 DHA가 풍부한데 이 성분이 콜레스테롤 수치를 낮추고 혈액을 맑게 하므로 성인병 예방 효과가 크다. 뼈째 먹는 생선답게 칼슘 섭취에도 좋다.

전어는 또한 필수아미노산이 풍부한 양질의 단백질을 갖고 있는데 특히 단백질이 분해되어 생긴 글루타민산과 핵산이 풍부하다. 글루타민산은 뇌에 가장 많은 성분이며, 핵산은 간기능이 떨어지는 40대 이상에서는 반드시 보충해야 하는 성분이다.

전어의 창자는 젓갈로 만들어 김장에 이용하거나 구워서 술안주로 먹으면 제격이다. 전어젓에는 세포재생 및 노화 방지 효과가 있는 비타민 B_1이 풍부한데, 비타민 B_1은 피부병 및 심장마비 예방에도 좋다.

사과

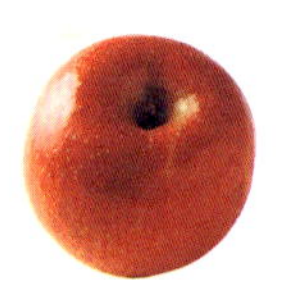

새콤한 사과만한 피로해소제도 없다. 흔히 피로해소 성분으로 유기산을 꼽는데, 유기산의 종류 중 '사과산'이라는 것이 있을 정도로 사과에는 유기산이 풍부하다. 사과의 당분은 흡수는 잘 되지만 당 지수는 극히 낮아 혈당을 급격히 상승시키지는 않는다.

사과에 풍부한 칼륨은 나트륨을 배출시켜 혈압을 낮춰주므로 습관적으로 짜게 먹는 사람이나 고혈압이 있는 경우 사과를 즐겨 먹으면 좋다. 뿐만 아니라 사과의 시트룰린이 이뇨작용을 해 신장 건강에도 유익하며, 니코틴을 해독해 흡연자의 폐 기능을 보호한다.

사과는 또 변비 예방 효과도 탁월하다. 식이섬유, 특히 껍질에 있는 펙틴은 장을 자극해 변비를 예방하고 유독성 물질의 흡수를 막고 장내 이상 발효를 방지한다. 사과가 피부미용에 좋은 것은 비타민이 풍부하기 때문이기도 하지만 이처럼 노폐물을 효과적으로 배출해주기 때문이다.

사과 특유의 향도 현대인에게는 약이다. 마음을 안정시켜 우울증이나 억압감을 치료하는 효과가 있으며, 잠자리에 들기 전 사과 향기를 맡으면 편안하게 잠들 수 있다.

순무

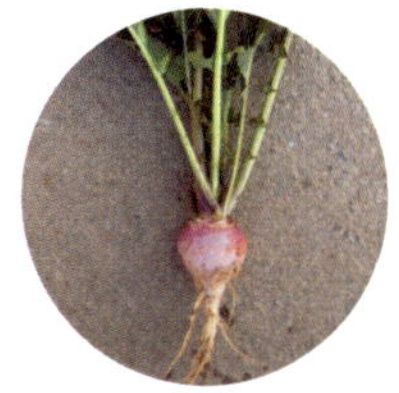

순무는 그 생김이 무와는 좀 다르다. 식물분류학상으로도 순무는 무보다 배추에 가깝다. 맛도 독특해서 달면서도 매콤쌉싸름한 것이 겨자와 인삼 맛이 느껴지기도 하며, 단단해서 배추 밑동 같은 느낌이 들기도 한다.

무와 달리 매운맛은 없지만 시원한 맛은 무 못지않으며 수분이 무려 91%나 된다. 잎은 채소 중에서도 칼슘 함유율이 가장 높은데, 칼슘 등의 미네랄은 데쳐 먹어야 효율이 높다.

〈동의보감〉에는 순무가 맛이 달고 이뇨와 소화에 좋을 뿐 아니라 만취 후 갈증 해소에 특효가 있으며, 특히 눈과 귀를 밝게 하고 건강과 미용에 매우 좋다고 기록되어 있다. 이밖에 순무와 순무김치는 혈청 콜레스테롤 저하 및 간암 억제 효과도 있다. 이는 간암 유발물질인 아플라톡신(곰팡이 독의 일종)을 해독하는 글루코시노레이트가 들어있기 때문이다.

배추

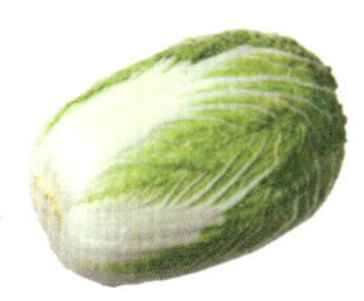

한국 사람이 가장 많이 먹는 채소는 아마 배추일 것이다. 파릇파릇한 봄동(봄배추)부터 노랗게 속이 꽉 찬 김장배추까지, 사시사철 언제나 빠지지 않는 반찬인 김치의 주재료인 탓이다.

옛날 김장김치는 겨울철 가장 좋은 비타민 공급원이었다. 배추의 비타민 C는 양도 풍부하려니와 국을 끓이거나 소금에 절여도 다른 채소에 비해 파괴되는 양이 적다. 덕분에 추위를 잘 견디게 하고 질병에 대한 저항력을 키워줘 감기 예방에 효과적이다. 또한 칼슘과 식이섬유도 풍부해 인체를 구성하는 뼈대를 지지해주고 변비와 대장암 예방에 도움이 된다. 서구식 식생활이 널리 퍼지면서 대장암 발생률이 높아지고 있는데 매끼 배추김치만 먹어도 대장암 위험을 효과적으로 낮출 수 있다. 배춧잎의 노란 부분에는 카로틴이, 푸른 부분에는 엽록소가 풍부하다.

사실 배추가 우리나라에 처음 소개되었을 때는 식품이 아닌 약품으로 여겨졌다. 1417년에 간행된 〈향약구급방(鄕藥救急方)〉에는 다양한 생활상비약으로 소개되어 있다. 화상을 입거나 생인손(손가락 끝에 염증이 생겨나 곪거나 손톱이 빠지기도 함)을 앓을 때는 배추를 데쳐서 상처 부위에 붙였으며, 옻독이 올라 가렵고 괴로울 때는 배추의 흰 줄기를 찧어서 즙을 낸 다음 발랐다고 한다.

배

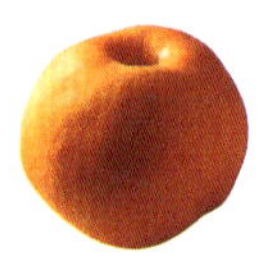

사과가 새콤함을 자랑한다면 배는 시원한 과즙과 아삭아삭 씹는 맛이 일품이다. 대부분의 과일이 새콤달콤하기 마련인데 배는 신맛이 거의 없다. 유기산이 0.1%에 지나지 않기 때문이다. 대신 수분이 많은데, 전체의 85~88%가 수분으로 평소는 물론 술 마신 후의 목마름을 시원하게 해결해준다. 배가 술안주로 좋은 것은 시원한 맛 때문만이 아니다. 수분이 풍부해 이뇨작용도 좋고, 간기능을 도와 알코올 분해를 촉진시켜주기 때문에 주독을 풀어주는 효과가 있다.

배는 나트륨, 칼륨, 칼슘, 마그네슘이 전체의 75%를 차지하는 강한 알칼리성 식품으로 혈액을 중성으로 유지시켜 건강을 도모하는 효과가 크다. 그래서 고기요리와 잘 어울린다. 불고기나 육회에 배를 갈아 넣으면 육류의 산성도를 중화시킬 수 있으며 고기의 누린내를 없앨 수 있다. 배에는 또 소화효소가 풍부해서 육질을 한결 연하게 해준다.

배를 먹다 보면 오돌토돌하게 씹히는 작은 알갱이 같은 것이 있다. 이는 세포막이 두꺼워진 석세포로 변비 예방에 그만이다. 수분이 많은 탓인지 석세포가 입안을 닦아주기 때문인지 배를 먹고 나면 입안이 개운해지는 느낌마저 든다.

수분이 많은 배는 열량은 낮지만 단맛이 강하고 당분의 흡수가 빨라 사과와는 달리 당뇨병이 있는 경우에는 주의해야 한다. 다이어트 중인 경우 역시 마찬가지다.

석류

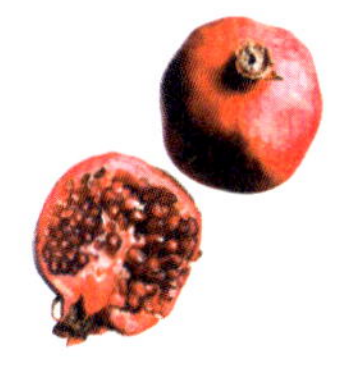

'미녀는 석류를 좋아해'라는 재미있는 이름을 가진 음료수가 있다. 석류에는 식물성 여성호르몬인 이소플라본이 풍부해 여성들에게 특히 좋은데, 이 점에 착안해 음료 개발 차원에서부터 적극적으로 여성을 마케팅 대상으로 삼은 것이다.

안면홍조, 입마름 등의 갱년기 증상은 나이가 들면서 여성호르몬 분비량이 떨어져 나타난다. 부족한 여성호르몬을 투여하면 증상은 나아지지만 대신 유방암 위험이 높아진다. 하지만 이소플라본은 천연 여성호르몬으로 에스트로겐 호르몬이 일으키는 유방암의 위험이 없고 오히려 항산화작용과 항암작용이 있어 암을 예방하는 데 도움을 준다. 뿐만 아니라 골다공증의 치료와 예방에도 효과가 있다.

갱년기 여성에게만 도움이 되는 것이 아니다. 젊은 여성들 역시 현대사회의 공해, 잦은 인스턴트 식품 섭취, 스트레스 등으로 인해 여성호르몬 분비량이 떨어지기 쉬운데 석류가 부족한 부분을 채워줘 여성을 더욱 여성답게, 아름답게, 매력적으로 만들어주는 역할을 한다.

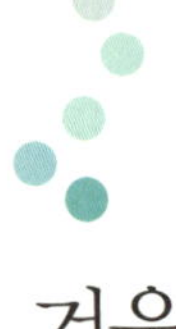

겨울

미역

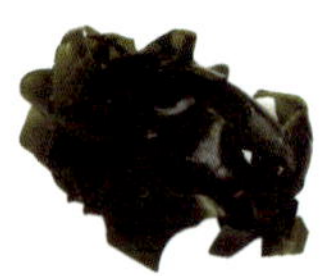

미역은 출산 후 산모들이 꼭 먹어야 하는 식품이다. 고래가 새끼를 낳은 후 미역을 뜯어먹는 것에서 착안해 어촌지방에서부터 미역국을 먹게 되었다고 한다. 미역은 강한 알칼리성 식품으로 산성 식품을 중화시키는 데 효과적이다. 산성 식품인 쇠고기를 넣고 끓인 미역국은 궁합이 아주 잘 맞는 음식이라고 할 수 있다.

해조류는 대체로 표면이 미끌미끌한데 이것은 식이섬유의 일종인 알긴산 때문이다. 알긴산은 스펀지가 물을 흡수하듯 노폐물과 콜레스테롤을 빨아들여 배출함으로써, 혈액을 맑게 해 고혈압과 동맥경화, 그리고 변비와 대장암을 예방하는 효과가 있다. 알긴산은 또 탄수화물 흡수를 억제해 비만 예방에도 효과적이다. 해조류에 들어 있는 다당류인 U-푸코이단은 정상세포에는 전혀 영향을 주지 않지만 암세포를 만나면 암세포가 자살을 하게 만드는 아폽토시스를 유발한다.

아토피가 있는 경우에는 미역을 담근 목욕물로 목욕을 하면 피부를 매끄럽게 가꾸는 데 도움이 된다. 단, 알레르기 반응을 보이는 경우도 있으므로 몸 일부분에만 먼저 발라본 후 이상이 없을 때 전체에 바르도록 한다.

해조류를 많이 먹으면 머리카락이 까맣게 된다는 속설도 있다. 해조류에 멜라닌을 만드는 데 필요한 효소인 티로시나아제가 풍부하기 때문이다.

해삼

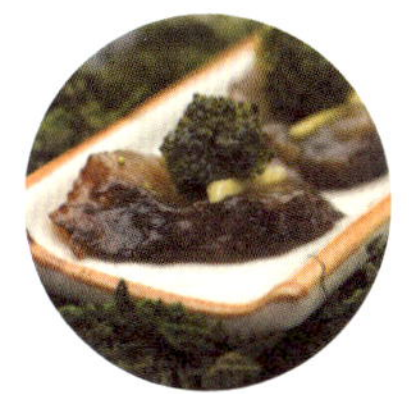 해삼은 몸을 두 동강 내도 죽지 않고 잃어버린 절반을 재생해서 살아갈 만큼 생명력이 강하다. 오돌오돌 씹히는 맛이 일품인 해삼은 쌉쌀하면서도 단맛이 나는데, 인삼과 같은 사포닌 성분이 들어 있기 때문이다. 씹는 느낌이 남다른 것은 연골 때문으로, 연골에는 콘드로이틴이 들어 있어 피부 노화를 예방하고 술독을 중화시켜 준다.

동물성 식품으로는 드물게 칼슘과 인 비율이 이상적인 알칼리성 식품이며 치아와 골격형성, 혈액응고에 작용하는 칼슘이 풍부해 한방에서는 출혈성 질환 치료제로 사용하기도 한다. 조혈 성분인 철분도 풍부해 성장기 어린이나 임산부에게도 좋은 식품이다. 요오드와 알긴산이 많아 신진대사를 촉진하고 혈액을 맑게 해주기도 한다.

재생력이 탁월한 해삼은 잘린 몸만 되살리는 것이 아니라 내장도 쏟아냈다 재생시키곤 한다. 적의 공격을 받으면 항문을 통해 쿠비어관(tubules of cuvier)이라는 내장을 쏟아낸다. 이 내장은 접착성이나 독성이 있어 적을 꼼짝 못하게 하며 결국 서서히 죽어가게 만든다. 홀로투린(Holothurin)이라 불리는 이 독성물질은 스테로이드글리코사이드계의 혈액독성물질인데 피가 뭉치는 것을 막고 균을 파괴시키며 항암작용을 하기도 한다.

적의 공격을 받았을 때만 내장을 쏟아내는 것은 아니다. 먹이 섭취를 중단하는 계절이나 내장에 노폐물이 많이 쌓였을 때, 주변 환경이 심하게 오염된 경우에도 내장을 버렸다가 다시 재생시킨다. 재생력을 이용해 스스로 몸을 정화하는 동물인 만큼 인체도 맑게 가꾸어주는 좋은 식품이다.

전복

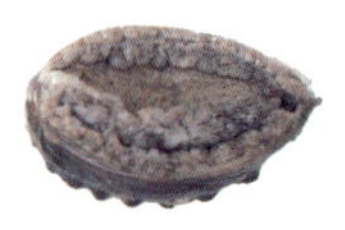

패류의 황제인 전복은 다른 조개류와는 달리 오돌오돌 씹히는 맛이 일품이다. 회로 먹으면 특유의 씹히는 탄력과 함께 단맛이 남고, 익혀 먹으면 감칠맛을 느낄 수 있다.

전복은 지방은 아주 적고 단백질이 많은데 특히 글루탐산·아데닐산·글리신·베타인 성분이 감칠맛과 단맛을 낸다. 글루탐산은 뇌의 영양소 중 하나로 포도당과 지방 대사에 도움을 주며 중앙신경계에서 암모니아를 제거해 신장으로 운반한다. 정력 강화에 직접적인 영향을 미치는 아르기닌은 말리면 더 증가해 건조 전복의 경우 약 70%를 순수한 아르기닌이 차지한다. 그래서 말리면 감칠맛과 정력 증강 효과도 높아진다.

전복은 주로 죽으로 즐긴다. 전복죽은 소화력이 떨어지고 기력이 쇠한 환자나 노약자에게 더없이 좋은 보약이다. 전복죽을 끓일 때 내장인 게우를 넣으면 맛이 더 좋아진다. 게우는 횟집에서도 단골손님에게만 주는 별미로 해초의 성분이 농축돼 있어 향도 독특하고 맛도 별나다. 타우린은 물론 비타민 A도 많아 피부에 좋고 감기 바이러스에 대한 저항력을 길러주는 효과도 있다.

귤

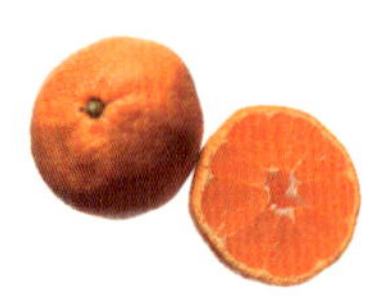

귤을 많이 먹으면 손바닥이 귤처럼 노랗게 변한다. 노란 색소인 카로티노이드가 침착된 탓이다. 귤을 먹으면 카로티노이드의 30% 정도가 장에서 흡수되는데, 혈액을 타고 전신으로 퍼진 카로티노이드는 필요한 곳에서는 비타민 A로 바뀌고 나머지는 피하지방에 쌓인다. 특히 각질이 많은 손바닥이나 발바닥, 피부가 얇은 콧구멍이나 눈꺼풀 주변에 잘 쌓여 피부색을 변하게 한다. 하지만 귤을 먹지 않으면 점차 사라지므로 피부색이 변했다고 걱정할 필요는 없다.

　귤 하면 가장 먼저 떠오르는 비타민 C는 많은 사람들이 감기를 예방하고 피부미용에 효과가 있다는 정도로 알고 있는데, 그밖에 섹스 호르몬이라 불리는 부신피질 호르몬의 원료가 되기도 한다. 비타민 C는 과육보다는 껍질에 더 많이 들어 있으며 비타민 C 창고라고 해도 손색이 없을 정도다. 귤에는 신맛을 내는 구연산과 칼륨, 비타민 P도 풍부한데, 이들 영양소가 고혈압과 동맥경화를 예방하고 심장병과 뇌졸중 위험을 줄이는 데 한몫을 한다.

　귤껍질에는 지방을 분해하는 성분이 있어 귤껍질을 말렸다가 차로 끓여 마시면 다이어트에도 도움이 되고 피부도 고와진다. 귤껍질에 불을 붙이면 파란 불꽃이 이는데 이 불꽃의 정체인 테레빈유는 콜레스테롤을 제거하고 동맥경화를 예방하는 효과가 있다.

유자

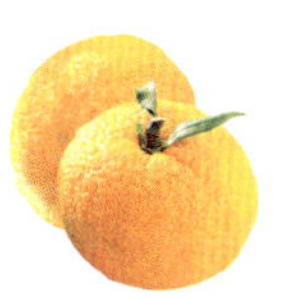

유자에는 비타민 C가 레몬의 3배, 사과의 25배나 된다. 뿐만 아니라 비타민 A의 모체인 카로티노이드와 비타민 B군도 사과나 복숭아 등에 비해 눈에 띄게 많다. 비타민 C는 피부층을 지지하는 콜라겐의 먹이가 되므로 피부에 탄력을 주며, 비타민 B_2와 펙틴은 염증을 다스려서 역시 피부미용에 그만이다.

　유자가 겨울철에 특히 좋은 것은 뇌졸중 예방에 탁월하기 때문이다. 기온이 떨어지는 겨울철에는 유난히 뇌졸중 환자가 많아진다. 날씨가 추워지면 체온 조절을 위해 혈관이 수축하는데다 활동량마저 줄어들기 때문에 고혈압 환자의 경우 평소 신경 써서 혈압을 관리해야 한다. 유자 껍질에 풍부한 헤스페리딘은 모세혈관을 튼튼하게 하고 혈압을 안정시켜주므로 고혈압은 물론 저혈압인 경우에도 유자차를 즐겨 마시면 좋다. 한겨울에 뜨거운 유자차를 호호 불어가며 마시는 것도 좋지만, 무더운 여름 시원하게 마시는 것도 별미이므로 제철이 왔을 때 차를 듬뿍 담가두면 좋다.

유자의 쓴맛에는 리모노이드라는 항암성분이 들어 있다. 피로해소제의 성분인 구연산을 비롯한 여러 가지 유기산과 칼슘, 칼륨 등 미네랄도 풍부해 피로해소과 노화 방지에도 도움이 된다. 특히 과일 중 칼슘이 많은 편으로 사과의 10배 정도나 되므로 어린이의 골격 형성과 성인의 골다공증 예방에도 도움이 된다.

차로 마시고 남은 유자를 천주머니에 넣어 목욕물에 담가 목욕을 하면 건조한 겨울철에 피부가 트는 것을 막을 수 있다. 김치를 담글 때 유자를 넣으면 김치의 비타민도 배가되고 맛도 오랫동안 신선하게 유지된다.

마

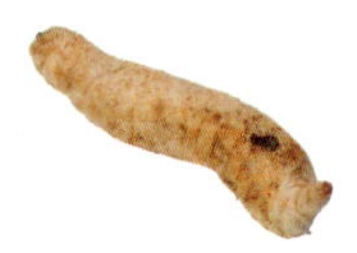

횟집에서 마가 애피타이저로 자주 나오는 것은 마가 소화효소 덩어리이기 때문이다. 마를 자르면 나오는 끈끈한 점액질 뮤신을 비롯해 아밀라아제, 카탈라아제, 요소 분해효소, 폴리페놀라제 등 소화 효소가 많다. 특히 단백질 소화를 도와주므로, 단백질과 콜레스테롤이 풍부한 달걀노른자와는 찰떡궁합이다.

산마는 새싹이 나기 시작하는 봄이면 뿌리에 있던 영양물질을 줄기로 올려 보냈다가 가을철 잎이 누렇게 질 때쯤 원래 있던 뿌리 근처에 새로운 뿌리를 만들어 영양분을 내려 보낸다.

산삼처럼 수백 년 동안 살기도 하며 삼의 약효를 내는 사포닌도 풍부하다. 사포닌은 호르몬 분비를 원활하게 하고, 염증과 콜레스테롤을 제거해 혈압을 정상화하는 데 탁월하다. 칼륨이 염분을 배출해 고혈압 예방에 박차를 가하기도 하며 여러 가지 필수아미노산과 미네랄도 풍부하다.

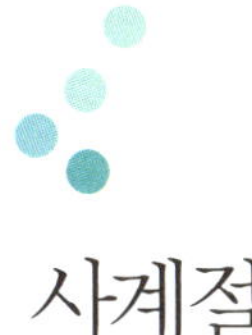

사계절

파·양파

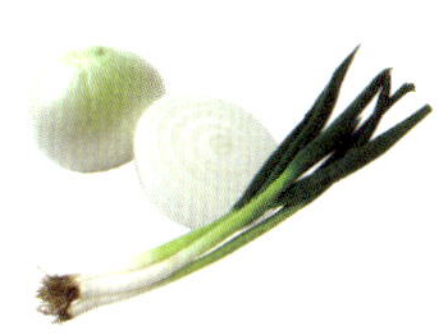

파는 마늘의 사촌 격이다. 뿌리를 캐어보면 마늘과 비슷하게 생긴 것은 물론 눈물을 쏙 빼는 매운맛이나 성분도 마늘과 비슷하다. 파(양파), 마늘의 공통점은 매운맛인 알리신으로 눈물이 줄줄 흐를 정도로 매운 만큼 살균력 또한 강력하다. 식중독의 원인인 살모넬라균이나 대장균을 없애주며, 생 양파를 3~5분간 씹으면 구강 내 해로운 균들도 깨끗하게 청소된다. 알리신은 비타민 B_1과 결합하면 더욱 강력해져 장내 세균에 의해서도 파괴되지 않고 흡수가 잘 되므로 '활성지속성 비타민 B_1'이라고 한다.

파와 양파는 감기 예방에도 효과적이다. 민간요법에서는 오래전부터 감기에 걸려 땀을 내거나 열을 내려야 할 때 날 파를 이용했다. 이는 서양도 마찬가지. 미국의 초대 대통령 조지 워싱턴은 감기에 걸리면 자기 전에 구운 양파를 한 개씩 먹었으며 루즈벨트 대통령의 미망인도 양파 삶은 물을 애용했다고 한다. 또한 서양에서는 예부터 류머티스 관절염 등 관절통에도 효과가 있는 것으로 알려져 널리 사용되어 왔다. 이뇨작용도 있어 붓는 사람에게 좋으며, 모발의 성장을 촉진시켜 탈모 예방과 치료에도 좋다.

기름진 음식을 즐기는 중국인들이 의외로 심장병에 잘 걸리지 않는 것도 양파 덕분이다. 필자는 이를 '차이니즈 패러독스'라고 부르는데, 양파에 콜레스테롤을 낮추는 물질이 들어 있어 고혈압을 예방하고 산화를 방지하기 때문이다. 실제로 기름에 양파를 튀긴 다음 보관하면 갈변하고 끈적거리는 산화현상이 더디게 나타난다.

양파는 익히면 단맛이 나 익혀 먹기도 하지만, 파는 날것으로 먹거나 아주 살짝만 데치는 것이 좋다. 파의 푸른 부분에는 비타민 A와 C, 셀레늄, 엽록소 등이 풍부한데 이들은 열을 가하면 쉽게 파괴되기 때문이다.

재미있는 것은 눈물, 콧물을 자아내는 지독한 매운맛이 오히려 신경을 안정시켜 불면증이나 신경쇠약 치료제로 쓰인다는 것이다. 옛날 사람들은 불면증이 있을 때 날 양파를 베개 밑에 놓아두곤 했다.

게다가 양파에는 칼슘과 철분도 풍부한데 이 역시 마음을 안정시키는 역할을 한다. 예민한 사람이라면 평소 식사 중 파와 양파를 충분히 먹는 것도 불면증에서 벗어나는 좋은 방법이다. 만만디라 불리는 중국인의 여유로움도 양파에서 오는 것이 아니냐고 말하는 이들이 있을 정도로 양파는 예민한 마음을 다스리는 데 효과적이다.

치커리

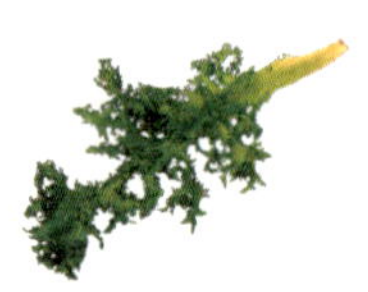

아삭아삭 씹는 맛과 함께 특유의 쓴맛이 나는 치커리는 상추의 일종으로 잎이 곱슬곱슬한 것이 특징이다. 채소지만 탄수화물의 일종인 이눌린이 풍부한데, 이눌린은 대장 내 메탄가스를 줄여주고 비피더스균이나 락토 바실러스균 같은 유산균은 증가시켜 장내 노폐물 배출에 도움이 된다.

치커리는 또 장내에서 콜레스테롤이 재흡수되는 것을 막아주고 변으로 배설하게 함으로써 간장이나 혈액 내의 총 콜레스테롤 함량을 낮추는 요인으로 작용한다. 쓴맛을 내는 인비틴은 소화를 촉진시키고 혈액순환을 좋게 한다.

주로 쌈으로 먹거나 샐러드에 이용하며 약간 익혀서 먹어도 맛이 좋다. 서양에서는 수프에 넣거나 마늘과 함께 볶아서 고기요리에 곁들이기도 한다.

브로콜리·콜리플라워

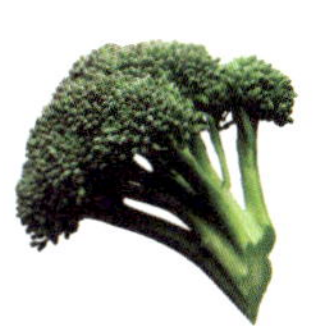

위궤양과 위암의 원인으로 알려진 헬리코박터 파일로리균은 좀처럼 뿌리 뽑기 어렵다. 하지만 브로콜리에 든 식물성 화학 물질의 일종인 설포라페인 앞에서는 헬리코박터 파일로리균도 별 수 없다. 설포라페인이 헬리코박터 파일로리균 때문에 생긴 암세포를 막으로 감싸 안은 채 체외로 배설되기 때문이다. 풍부한 식이섬유는 대장의 유해물질을 빠르게 배출시켜 대장암과 결장암 예방에도 뛰어난 효과를 발휘한다.

브로콜리에는 췌장을 정상화시켜 인슐린 분비가 제대로 될 수 있도록 돕는 비타민과 미네랄, 섬유질이 풍부하다. 또한 인슐린의 작용을 원활하게 하는 크롬이 있어서 혈당을 낮추는 데 도움이 된다. 특히 당뇨 환자들은 혈관이 손상된 탓에 손끝이나 피부와 같은 말단 부위의 혈액 공급이 원활치 않아 피부나 손발 끝이 상하는 경우도 많은데, 브로콜리에는 피부·손톱·머리카락의 건강 유지에 필수적인 리보플래빈(비타민 B_2)도 풍부하므로 당뇨가 있다면 브로콜리를 곁에 두고 먹는 것이 좋다.

또 브로콜리에는 임산부에게 꼭 필요한 엽산이 쇠간의 1.5배나 들어 있다. 엽산이 많다고 알려진 키위보다도 많아 가히 채소 중 최고라고 할 수 있다. 비타민 C 또한 레몬의 2배가 넘는다. 브로콜리의 영양소는 줄기에 더 풍부하므로 반드시 줄기까지 요리하도록 한다.

콜리플라워도 브로콜리와 효능은 비슷하다.

마늘

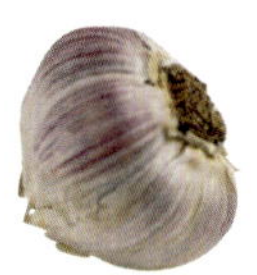

마늘에 열을 가하거나 으깨면 알린 성분이 자기방어물질인 알리신으로 바뀐다. 알리신은 페니실린보다 살균능력이 뛰어나서 12만 배로 묽게 희석해도 결핵균이나 디프테리아균, 이질균, 티푸스균, 임균 등에 대한 항균작용을 한다. 인플루엔자 바이러스를 죽이거나 약하게 하는 항바이러스 작용도 있어 러시아에서는 인플루엔자 박멸을 위해 정부가 나서 500톤이나 수입하기도 했다.

알리신을 비롯한 여러 가지 항산화물질이 암이나 동맥경화 등의 주범으로 꼽히는 활성산소를 강력하게 억제해 혈압도 낮춘다. 필자가 마늘즙과 인체의 혈액으로 실험을 한 적이 있는데, 혈액을 뽑아 마늘즙과 생리식염수를 각각 투여했더니 생리식염수를 넣은 혈액은 혈전이 생성된 반면 마늘즙을 넣은 것에서는 혈전이 거의 생성되지 않았다. 이처럼 마늘을 꾸준히 먹으면 혈전 생성을 막고 혈당과 혈액 속의 지질을 낮출 수 있어 고혈압과 당뇨병 치료에 도움이 된다.

또한 심장마비의 위험 요인이 되는 혈중 호모시스테인 농도를 낮추는 효과도 있으며, 위암과 위궤양의 원인으로 지목되는 헬리코박터 파일로리균 감염을 예방하는 데도 효과적이다. 이런 마늘의 위력을 서구에서도 인정해 미국에서 항암작용이 있는 식품 40여 가지를 피라미드식으로 배열해 발표한 디자이너 푸드 리스트(designer foods list)에서 1위를 차지하기도 했다.

마늘은 또 섹스 미네랄이라 불리는 아연이 풍부해서 전립선염과 방광염에도 효과적이다. 일본에서는 마늘을 오래 복용했더니 폐경 여성이 월경을 다시 시작했다는 사례도 있었다.

향신료로 이용되는 마늘은 식욕을 돋우기에 알맞으며, 알리신의 톡 쏘는 향은 신경세포의 흥분을 가라앉혀 마음을 안정시키기도 하니 스트레스와 발암물질에 온

종일 노출되는 현대인에게는 더없이 좋은 식품이다. 육류나 어류를 날것으로 먹을 때 마늘을 더하면 풍미를 돋움과 동시에 식중독균을 견제하는 효과도 거둘 수 있다. 하루 생마늘 한쪽이나 익힌 마늘일 경우 두세 쪽이면 충분하며, 올리브유에 볶아 먹으면 더욱 좋다. 항암효과나 항균효과를 위해서는 생마늘을 먹는 것이 가장 좋은데 이는 매운맛을 내는 알릴 성분 때문이다.

효과는 국산 마늘이 최고다. 중국산 마늘과 한국산 마늘의 암세포 살상 능력은 6배나 차이가 난다. 국산 마늘에는 원적외선에 들어 있는 게르마늄도 엄청나게 많다. 게르마늄이 풍부하다고 알려진 알로에보다 무려 10배나 더 많다.

고추

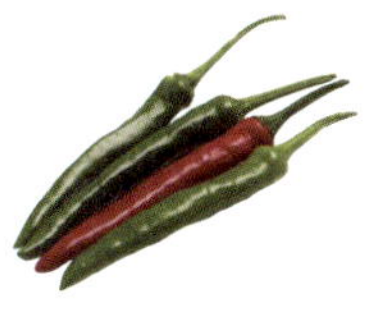

흔히 고추하면 매운맛만 떠올리지만 고추는 비타민의 보고이기도 하다. 고추의 비타민 C 함유량은 사과의 20배, 귤의 두세 배나 되며 베타카로틴도 풍부하다. 베타카로틴과 비타민 C는 인체 고유의 면역력을 증진시켜 질병에 대한 저항력을 키워준다.

매운맛 성분인 캅사이신은 비만 예방에도 효과적이다. 인체의 지방세포는 지방을 축적하는 흰색 지방세포와 지방을 태워 열을 내는 갈색 지방세포로 나뉘는데, 캅사이신은 갈색 지방세포에 작용해 몸속 지방을 분해하는 효과가 있다. 고추를 먹으면 열이 나고 땀이 나는데 이것이 기초대사량을 높여줘 체지방 감소에 도움이 된다.

또한 폐 표면에 붙은 니코틴을 제거해 흡연자에게 도움이 되며 엔도르핀 분비를 증가시키기도 한다. 또한 캅사이신이 비타민이 산화되는 것을 막아 조리를 해도 파괴되는 양이 적다. 하지만 공기 중에 오래 방치하면 캅사이신도 서서히 증발하므로 비타민의 효능이 떨어지기 전에 섭취하는 것이 좋다. 섭취량은 하루에 세 개 정도면 적당하다.

콩

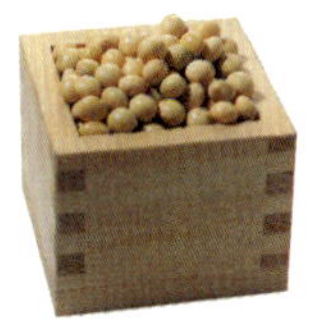

한국인의 힘인 장류, 된장·간장·고추장이 건강에 좋은 이유가 무엇이냐고 물으면 모두들 발효식품이기 때문이라고 말한다. 맞는 말이다. 그런데 한 가지 빠뜨린 것이 있다. 바로 '콩으로 만든' 발효식품이라는 것이다.

콩은 단백질의 창고일 뿐 아니라, 콩기름을 짜는 데서도 알 수 있듯 지방도 풍부하다. 식물성 지방인 레시틴과 리놀산은 몸 안에 쌓인 콜레스테롤을 녹여 몸 밖으로 배출하고, 혈관을 튼튼하고 유연하게 만들어 동맥경화·심장병·뇌졸중 등을 예방하며 노화를 방지한다. 토코페롤이라 불리는 비타민 E는 피부 재생을 돕고 임신 유지에도 도움이 된다.

두부나 메주를 만들기 위해 콩을 씻다 보면 거품이 이는데, 인삼의 성분으로 알려진 사포닌 때문이다. 사포닌은 면역기능을 증대시켜 항암효과를 내는 한편 간기능을 회복하고 신진대사를 촉진해 피로감을 없애준다. 특히 사포닌과 콜린이 만나면 술이나 기름진 음식으로 인한 지방간의 지방을 녹이는 데 탁월하다. 하지만 사포닌을 지나치게 많이 섭취하면 요오드가 빠져나가기 쉽다. 김이나 미역 등 해조류와 함께 먹으면 요오드를 보충할 수 있으며 콩 단백질이 해조류에 풍부한 철분의 흡수를 도와 일석이조의 효과를 얻을 수 있다.

한편 콩에 풍부한 단백질은 인슐린의 구성 물질이다. 그래서 당뇨병에도 적극 추천하곤 하는데, 추천 사유 중 하나는 식이섬유가 풍부하기 때문이다. 콩에 풍부한 수용성 식이섬유는 당의 흡수 속도를 늦춰 식사 후 혈당치가 급격히 상승하는 것을 막아줌으로써 인슐린 소모량을 조절해준다. 또한 혈중 콜레스테롤의 양도 조절해 당뇨를 비롯한 다른 만성질환에도 도움이 된다.

콩은 조직이 단단해서 원상태로는 70%도 소화되기 어렵다. 하지만 콩을 갈아 두부를 만들면 소화율이 95% 이상으로 높아진다. 두부는 서양인들조차 '살이 찌지 않는 치즈'라 격찬할 정도로 육류 대용품으로도 손색이 없다.

　콩이 싹을 틔워 콩나물이 되면 모양만 변하는 것이 아니라 콩에 없던 비타민 C가 풍성해진다. 콩나물무침 한 접시(약 200g)에는 어른이 하루에 필요로 하는 비타민 C의 반이나 들어 있을 정도로 풍부하며, 숙취 해소에 좋은 아스파라긴산도 풍부하다.

검은콩

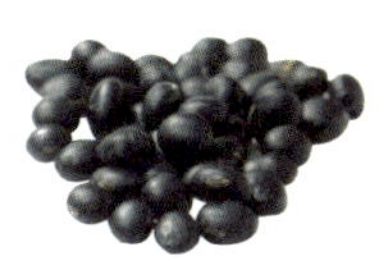

한방에서는 검은콩을 '서리태'라 하여 약재로 사용한다. 한의학의 고전 〈본초강목〉에도 '검은콩은 신장을 다스리고 혈액순환을 활발히 하며 모든 독을 푼다'고 나와 있다. 신장 계통이 약한 사람은 신진대사가 원활하지 않아 몸에 여분의 수분이나 지방이 쌓이게 되는데, 검은콩을 먹으면 신장의 작용이 활발해져 수분과 지방이 축적되지 않는다. 자연히 비만 해소에 도움이 된다. 실제로 한양대 연구진이 쥐의 먹이에 검은콩 펩타이드(아미노산 결합체)를 첨가했더니 4주만에 체중이 27%까지 감소한 결과를 얻었다. 중성지방과 총 콜레스테롤의 농도는 25%까지 감소한 반면 몸에 이로운 혈청 중의 HDL-콜레스테롤은 증가했다.

　검은색 식품의 대부분에 들어 있는 안토시아닌은 혈관을 청소해 혈압을 유지시키고 배뇨를 촉진해 노폐물 배출에 효과적이다. 검은콩에는 인이 풍부해서 칼슘이 풍부한 식품과 함께 먹으면 인과 칼슘이 결합해 소변을 통해 빠져나가기 때문에 도움이 안 된다. 하지만 콩에 있는 이소플라본 성분이 여성의 호르몬인 에스트로겐과 같은 역할을 하여 칼슘이 뼈에 잘 정착되도록 도와주기 때문에 칼슘이 많은 식품과 콩을 식사 때를 달리하여 먹는다면 골다공증 예방에 도움이 된다.

검은콩은 반드시 껍질째 섭취해야 한다. 안토시아닌은 물론 다른 콩에는 없는 글리시테인이라는 항암물질이 껍질에 풍부하기 때문이다.

양배추

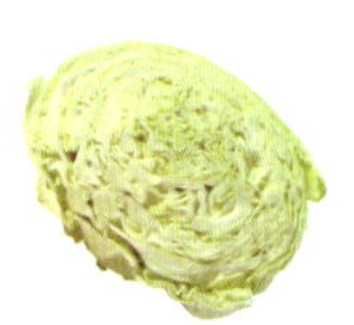

그리스 신화에 의하면 양배추는 제우스의 땀에서 피어난 식물이다. 신 중의 왕인 제우스의 땀에서 태어났으니 효능 또한 얼마나 뛰어날까.

속이 자주 쓰리거나 위궤양, 십이지장궤양이 있다면 양배추를 꾸준히 먹는 것이 좋다. 양배추에 풍부한 비타민 K는 출혈을 멎게 하고 비타민 U는 상처 난 점막을 치료하는 데 탁월하다. 뿐만 아니라 소화효소도 풍부하다. 탄수화물의 소화를 돕는 디아스타아제 함량은 무보다 많고 위장의 단백질 분해효소의 일종인 펩신, 췌장의 단백질 분해효소인 트립신, 과산화효소인 페록시다아제도 풍부하다. 양배추는 또 백혈구의 작용을 활성화시켜 면역력을 키워주는 효과가 있으며 잎의 녹색 부분에는 비타민 A가, 흰 부분에는 비타민 B와 C가 풍부하다. 필수아미노산과 칼슘도 우유 못지않게 풍부하다.

단점이 있다면 영양성분이 열에 약하다는 점이다. 그래서 양배추는 샐러드나 생주스를 차지 않게 만들어 조금씩 먹는 것이 좋다. 배가 차거나 위장이 아주 약한 사람은 살짝 데쳐 먹는 것이 좋다.

파인애플

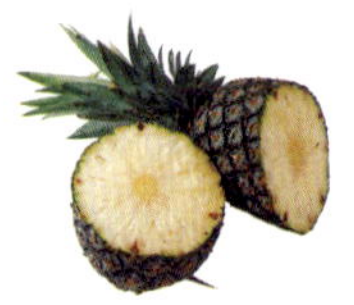

파인애플은 과육이 무른 만큼 수분이 풍부하다. 단맛과 새콤한 맛이 버금가라면 서러울 정도로 뛰어난데 단맛은 포도당과 과당, 새콤한 맛은 구연산과 사과산·비타민 C 때문이며, 이들

성분의 작용으로 피로해소에 탁월하다. 과일 중 칼슘이 꽤나 풍부한 편이다.

단백질 분해효소인 브로멜린이 들어 있어 고기를 먹을 때 파인애플을 함께 먹으면 소화가 잘 된다. 고기를 양념애 재울 때 파인애플을 넣으면 육질이 더욱 부드러워진다. 씹어 넘길 때 섬유질이 느껴지는 파인애플은 식이섬유가 풍부해서 변비 걱정도 덜 수 있다.

파인애플은 거꾸로 보관해야 맛이 더 좋아진다. 고추 끝부분이 더 매운 것처럼 파인애플 역시 당분이 아래쪽에 몰려 있기 때문에 거꾸로 세워 보관하면 끝에 몰려 있던 당분이 아래로 퍼져서 단맛을 골고루 내게 된다.

키위

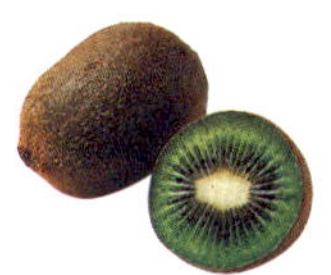

키위는 어떤 식품보다 영양소가 가장 골고루 함유된 과일 중의 하나다. 특히 녹색키위보다는 골드키위가 더 영양이 풍부하다. 임산부의 경우 엽산이 부족하면 기형아 출산이나 조산의 위험이 있는데, 키위는 이 엽산을 보충해주는 데 뛰어나다. 엽산 부족을 메우려면 하루에 두 개 정도씩 임신 3개월 전부터 먹어야 한다.

현대에서 거의 모든 질병의 원인이라고 생각되는 과도한 활성산소는 쇠가 녹슬듯이 우리 몸을 녹슬게 하여 심하면 암까지도 발생시킨다. 이 활성산소를 제거하는 데 키위가 큰 도움을 준다. 필자가 실행한 키위의 활성산소 제거 실험에서도 좋은 결과가 나타났다.

오렌지

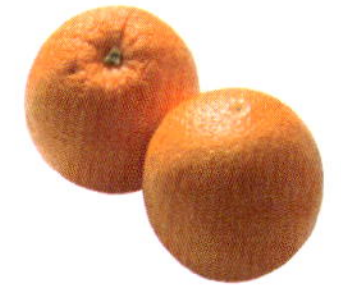

오렌지의 가장 큰 장점은 자연산 비타민 C가 인간에게 하루 필요한 양만큼 들어 있다는 점이다. 피로와 스트레스가 쌓이

면 백혈구 내의 비타민 C 함량이 줄어들어 백혈구의 기능이 약해지는데, 백혈구가 제 기능을 못하면 면역력이 떨어져 각종 질병을 일으키게 되고 암도 생길 수 있다. 비타민 C는 피부에 탄력을 주는 콜라겐의 원료이기 때문에 피부미용에도 중요하다.

오렌지에는 비타민 C뿐 아니라 구연산과 유기산도 풍부하다. 오렌지 속에 들어 있는 구연산과 유기산은 우리 몸속에 생기는 노폐물의 일종인 젖산을 빨리 해소시켜주기 때문에 피로해소에 아주 좋은 효과를 보인다.

오렌지는 칼륨도 사과나 당근보다 훨씬 많다. 수분을 세포내액으로 끌어들이고 노폐물을 배출시키는 미네랄 이온 펌프가 원활하게 작동하려면 체액 속에서 칼륨이 적절한 농도를 유지해야 한다. 이를 통해 부종을 방지할 수 있다.

자몽

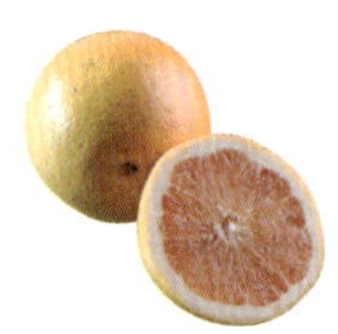

자몽은 오렌지와 비슷하게 생겼지만 유독 쓴맛이 강하다. 자몽의 쓴맛은 플라보노이드(식물성 화학물질)의 일종인 나린제닌 때문인데, 이것이 지방분해 효과는 물론 항암효과를 발휘한다. 한때 양파 달인 물이 다이어트에 효과적이라며 유행한 적이 있었는데, 양파의 다이어트 성분이 바로 퀘르세틴이다. 자몽주스는 나린제닌과 퀘르세틴의 복합효과 덕분에 다른 어떤 식품보다 다이어트에 뛰어난 효과를 보인다.

다이어트 중에는 비타민 C 섭취가 특히 중요한데 자몽 1개는 하루에 필요한 비타민 양을 모두 지니고 있다. 연구 결과 자몽주스나 자몽추출물로 만든 알약보다 자몽 과육을 직접 먹는 것이 더 효과적이라고 밝혀졌다. 자몽이 특별한 것은 혈관 내 인슐린 농도를 낮춰 저인슐린 다이어트와 같은 효과를 낸다는 점이다. 덕분에 다이어트뿐만 아니라 심혈관 질환 예방에도 도움이 된다.

먹는 것뿐 아니라 자몽 향기만 맡아도 체지방 분해가 촉진된다. 자몽 향기를 10분 동안 맡게 하면 즉시 교감신경의 활동이 증가하기 시작해 1시간 뒤에는 신호가 2배 이상 증가한다. 교감신경은 자신의 의지와는 관계없이 작용하여 기초대사량을 높이고 지방을 분해함으로써 활동을 위한 에너지를 공급한다. 또한 혈압이나 혈당치를 높여 위장활동을 억제해 몸을 활동에 적합한 상태로 만든다. 식사량도 약 70%로 감소해, 식욕감퇴 효과도 있는 것으로 확인되었다.

자몽은 과육이 흰 것과 붉은 것이 있는데 흡연자라면 붉은색 자몽(pink grapefruit)이 더 이롭다. 토마토처럼 라이코펜과 베타카로틴이 들어 있기 때문이다. 이들 성분이 담배로 인해 생기는 발암물질을 해독하는 데 효과적이어서 흡연자에게 아주 좋은 과일이다. 사과, 양파와 더불어 폐암 예방에도 가장 뛰어난 효과를 보이는데, 나린제닌 외에도 리모닌과 노미린 등 항암효과가 뛰어난 식물성 화학물질이 항암효과를 높여 식물성 화학물 칵테일이라 부르기도 한다.

자몽 속에 있는 칼륨과 엽산, D-글루카릭산도 콜레스테롤을 떨어뜨리는 중요한 요소다. D-글루카릭산은 여러 가지 발암물질을 해독하는데, 특히 위암을 일으키는 니트로소아민과 페테로 사이클릭아민을 해독하는 데 뛰어난 효과를 보인다. D-글루카릭산은 항암효과가 뛰어난 것으로 알려진 콜리플라워보다 약 두 배나 많고 토마토보다는 1.5배나 많다. 특유의 신맛은 물론, 다른 과일에는 적은 엽산도 포함하고 있어 임산부에게도 좋다.

단, 자몽은 고혈압약이나 콜레스테롤을 낮추는 약과 동시에 복용하지 말고, 따로 먹어야 다른 약의 약효를 방해하지 않는다.

생강

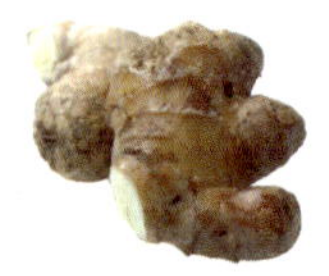

생강을 얇게 저며 설탕이나 꿀에 재웠다가 뜨거운 물에 띄워 먹는 생강차뿐 아니라 그냥 구운 생강 또한 감기나 심한 기침에는 탁월한 처방이다. 캄보디아에서도 감기에 걸리면 생강을 으깬 다음 소금과 물을 넣고 국물이 걸쭉해질 때까지 달여서 먹는다고 한다.

생선회를 먹을 때 절인 생강을 곁들이는데 이는 디아스타제와 단백질 분해효소, 생강의 향미 성분이 소화흡수를 돕고 병원균에 대해 강력한 살균작용을 하기 때문이다. 생강의 매운맛인 진저롤과 쇼가올은 위 점막을 자극해 위액 분비를 돕고 소화작용을 촉진하며, 구토를 억제하는 작용이 있어 멀미를 진정시키는 효과도 탁월하다. 특히 생강은 뇌에 작용하지 않고 장에 작용하기 때문에 멀미약과는 달리 졸리지 않는다는 장점이 있다. 실제로 홍콩에서는 배를 타기 전에 절인 생강을 먹는 사람들을 쉽게 볼 수 있다.

진저롤과 쇼가올은 활성산소 제거에도 효과적인데, 특이한 것은 유전자가 활성산소에 의해 손상받기 전 단계에서 활성산소를 제거한다는 점이다. 혈중 콜레스테롤 농도를 떨어뜨리고 혈전 형성을 억제하는 데도 효과가 있어 각종 혈관질환을 예방한다. 다만 혈관을 확장시키는 작용을 하므로 치질이나 불면증, 피부병, 위·십이지장궤양 등 출혈을 일으키기 쉬운 병이 있을 때는 삼가야 한다.

생강의 구성 성분인 진저롤과 쇼가올은 중추신경계를 안정시키고 혈액순환을 촉진하며 이뇨 및 체온 상승을 높이는 작용을 한다. 그래서 목욕물에 생강즙을 풀면 체온이 올라가면서 땀이 많이 나 노폐물 배출에 효과적이다. 단, 피부에 상처가 있는 경우에는 자극할 수 있으므로 생강목욕을 피해야 한다.

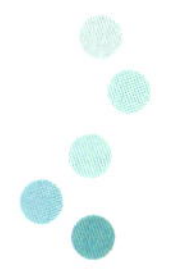

건조한 음식

삼

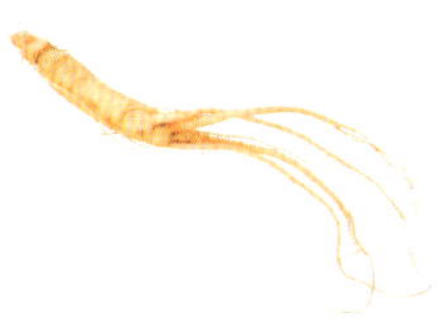

'인삼을 먹으면 35리를 달려도 숨이 차지 않는다' 는 속담처럼 인삼의 스태미나 증진 효과는 유명하다. 인삼의 약효는 사포닌 성분인 진세노사이드에 있다. 사포닌은 간에 축적된 알코올을 빠르게 분해하여 숙취를 해소하고 간 손상을 막아주며 신장기능을 강화시키고 혈당을 조절해준다. 그래서 수험생이 먹으면 두뇌활동이 왕성해지고, 병약한 노인은 원기회복에 그만이다. 여성은 빈혈 예방에 좋고, 직장인은 스트레스와 피로해소에 효과적이다.

문제는 사포닌이 이뇨작용을 하고, 삼이 몸에 열을 내는 식품이라는 것이다. 그래서 몸에 열이 많거나 땀을 많이 흘리는 사람, 병을 앓는 중에 고열이 생겼거나 혈압이 높아진 상태에서는 섭취를 삼가야 한다.

굴비

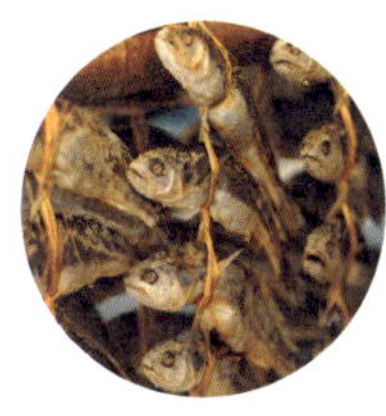

고려 인종의 외할아버지인 이자겸은 왕이 되기 위해 난을 일으키지만 결국 인종에 의해 영광 법성포로 유배를 떠난다. 그곳에서 많이 잡히는 조기의 맛을 보고 감탄한 이자겸은 이를 임금에게 진상했다. 인종이 무슨 고기냐고 묻자 이자겸은 결코 굴복하지 않겠다는 속내를 담아 '굴할 굴(屈)', '아닐 비(非)' 자를 써서 '굴비(屈非)'

라고 답했다고 한다. 그 후 영광 굴비는 임금님에게 바치는 진상품이 되었다.

굴비는 소금에 절여 말린 조기다. 옛날에 계모가 전처의 자식에게 매일 흰쌀밥과 맛있는 영광 굴비만 주어 그 아이의 건강을 해치려 하였으나, 친할머니가 매일 강한 알칼리성 식품인 밤을 몰래몰래 챙겨주어 더욱 더 건강해졌다는 전설이 있을 정도로 소금으로 절인 굴비는 산성 식품이다. 그래서 알칼리성 식품인 해조류나 채소와 같이 먹는 것이 좋다. 짜기 때문에 너무 많이 먹으면 몸이 붓고 과식을 할 가능성도 높다.

음료수

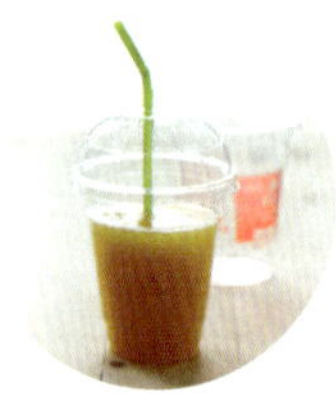

폭염이 계속되는 여름에는 다른 계절보다 음료수를 더 많이 찾게 된다. 톡 쏘는 탄산이 청량감을 더하는 탄산음료부터 최근 유행하는 다양한 차 음료, 열대야일 때 더욱 간절해지는 맥주까지 여름이면 다양한 음료수가 특수를 누린다. 그러나 갈증 해소를 위해 마신 음료수가 우리 몸을 더 건조하게 만들기 십상이다.

최근 물 대용으로 인기를 끌고 있는 다양한 차 음료에는 카페인 성분이 들어 있어 이뇨작용을 한다. 차 음료는 마신 양의 1.5~2배에 달하는 수분을 몸 밖으로 배출한다. 알코올 역시 마찬가지다. 청량음료에는 우리가 생각하는 것보다 더 많은 양의 당분이 들어 있다. 과일주스를 비롯한 과일향 음료 역시 마찬가지다.

따라서 하루 동안 마신 수분량을 계산할 때 커피·홍차·알코올·탄산음료·과일향 음료 등은 수분으로 포함해서는 안 된다. 갈증 해소를 위해 물 대신 음료수를 선택하는 것은 바람직하지 않다. 청량감이나 싸한 맛이 좋아 음료수를 선택했다면 별도로 물을 한두 잔 더 마셔야 갈증을 느끼지 않는다.

대신 제철 과일을 이용해 집에서 아이스티를 만들어 마셔보자. 매실을 설탕에 발효시킨 즙을 얼음물에 희석하면 맛도 좋고 소화와 피로해소 효과도 뛰어난 매실 아이스티가 된다. 땀을 많이 흘린다면 땀을 조절해 주는 오미자차도 좋다. 차가운 물에 희석해 마시면 맛도 좋고 피로해소에도 그만이다.

감

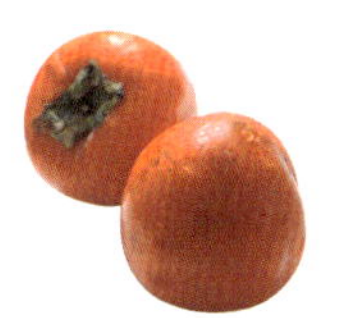

감을 많이 먹으면 변비가 생긴다. 바로 타닌 때문이다. 감의 단맛 끝에 남는 떫은맛이 바로 타닌인데, 주로 감꼭지와 연결된 흰 부분에 많이 들어 있다. 타닌은 피부나 점막 표면을 수축시키는 수렴작용을 해 장을 수축시키기 때문에 변비를 유발한다. 그래서 노폐물 배출에 장애가 되기도 한다. 곶감의 경우는 떫은맛이 덜하지만 그렇다고 타닌이 사라진 것은 아니다. 다만 말리는 과정에서 타닌이 물에 녹지 않는 성질(불용성)로 바뀐 것뿐이다.

감에는 칼슘과 루틴 성분이 들어 있어 이뇨작용도 한다. 그래서 몸이 건조한 이에게는 좋지 않지만 숙취 해소 효과는 탁월하다. 사과의 여섯 배나 되는 비타민 C와 과당, 콜린 등이 알코올 분해를 촉진하기 때문이다. 게다가 모세혈관을 튼튼하게 하는 효능도 있어 고혈압이나 신장병 등에 도움이 된다. 일반적으로 비타민 C는 파괴되기가 쉬운데 감에 든 비타민 C는 열이나 물, 공기 등에 노출되었을 때 쉽게 파괴되지 않는 특징이 있다.

하지만 타닌은 철분과 결합해 배설되므로 빈혈을 일으킬 수도 있으니 조심해야 한다. 특히 도토리묵에도 타닌이 많기 때문에 도토리묵과 감을 함께 먹으면 변비와 빈혈이 심해질 수 있다. 대신 설사를 하는 경우에는 감을 먹는 것이 도움이 된다.

북어

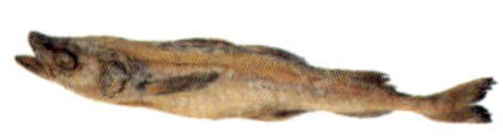

명태는 자연 그대로의 생태, 바짝 말린 북어와 반쯤 말린 코다리, 얼렸다 말리기를 반복해 더덕북어라 불리는 황태 등 말리는 방법에 따라 맛과 향이 다르다. 북어가 해장국으로 유명한 것은 단백질이 풍부하기 때문이다. 명태는 말리면 단백질의 양이 배로 늘어나는데, 단백질 중에서도 필수아미노산인 메티오닌이 풍부해 간을 보호하며 숙취해독에도 탁월한 역할을 한다. 세포발육에 필요한 리신과 뇌의 영양소인 트립토판도 풍부해 성장에도 좋다.

북어는 국이나 조림, 찜, 구이 등으로 다양하게 조리하는데, 국을 끓이는 경우는 그나마 낫지만 조리거나 찌는 경우 간장을 사용하게 된다. 말린 생선에 간장까지 사용하면 나트륨 섭취가 지나치게 많아질 수 있다. 국을 끓일 때는 심심하다고 느낄 정도로만 간을 하는 것이 건강에 이롭다.

무말랭이

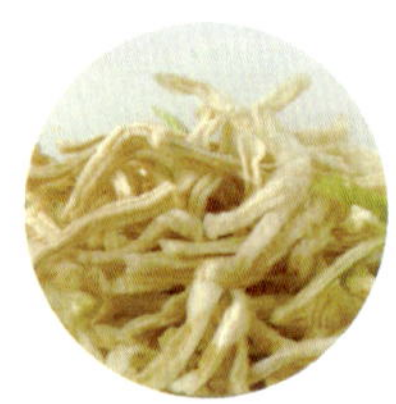

온 세상이 꽁꽁 얼어버리는 겨울철, 비닐하우스도 없던 옛날에는 채소를 구할 길이 없어 자연히 비타민과 미네랄, 식이섬유를 섭취하기가 힘들었다. 그래서 선조들은 김장이나 김치나 무말랭이 등 채소를 장기 저장하는 방법을 고안했다.

무말랭이는 수분이 증발한 탓에 무의 영양이 압축되어 있는데 특히 칼슘이 풍부하다. 아삭거리는 생 무 100g에는 수분이 90%, 칼슘은 30mg에 불과하다. 하지만 쫀득한 무말랭이로 만들면 100g당 칼슘 함량이 470mg으로 높아진다.

칼슘은 남녀노소 누구에게나 필요한 영양소다. 성장기 어린이나 임산부는 물론 성인의 뼈도 매일 새롭게 교체되기 때문이다. 칼슘 섭취가 부족하면 골다공증 위험이 높아지고 요통이나 골절이 생기기도 쉽다. 칼슘은 히스테리 증상을 개선하고 혈액의 응고를 방지하며 체액을 정상으로 유지시키는 작용을 한다.

무말랭이는 수분이 증발했기 때문에 칼슘뿐 아니라 철분, 칼륨, 단백질 등 다른 영양성분의 비율도 높아진다. 덕분에 탄수화물이 주성분인 쌀과 함께 밥을 지으면 영양의 균형을 잡는 데 도움이 된다. 하지만 수분이 부족한데다가 소금과 간장으로 양념하기 마련이어서 많이 먹는 것은 좋지 않다.

수수·팥

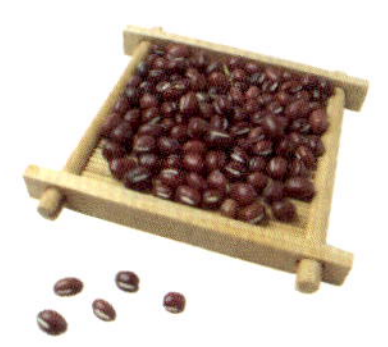

옛날에는 붉은색이 액운을 물리친다 하여 수수팥떡을 백일상에 올렸다. 팥의 붉은색은 강력한 항산화작용을 하는 안토시아닌 때문으로, 수수팥떡은 액운을 물리칠 뿐 아니라 노화와 질병의 주범인 활성산소를 없애는 데도 유용하다. 게다가 맛도 좋다. 그러나 먹을수록 목이 멘다. 그도 그럴 것이 떡 자체에 수분이 부족한데다 수수에는 수렴작용을 하는 타닌이, 팥에는 이뇨작용을 촉진하는 사포닌이 들었기 때문이다.

타닌은 떫은맛을 내기 때문에 재배 과정에서 벌레나 새의 접근을 차단하고, 수분이 충분하지 못한 토양에서도 수수의 알맹이가 마르지 않도록 보호하는 역할을 하지만 우리 몸을 마르게 한다. 수수나 감처럼 타닌이 든 식품을 먹었을 때 떫다고 느끼는 것은 타닌이 혀의 점막 표면의 조직을 수축시키기 때문이다. 마찬가지로 장의 점막도 수축시켜 변비를 유발한다. 또한 타닌은 철분과 결합해 철분이 흡수되는 것을 막아 그대로 배설되도록 하므로 빈혈이 있다면 타닌이 든 음식은 피하는 것이 좋다.

팥은 다이어트 식품으로도 유명하다. 팥을 씻다 보면 거품이 많이 나는데, 바로 인삼의 약효 성분으로 알려진 사포닌 때문이다. 사포닌은 이뇨작용이 뛰어나 부기를 제거하고 노폐물을 배출하는 데 탁월하다. 하지만 팥을 지나치게 많이 먹는 경우 몸이 건조해질 수 있다. 특히 수수와 팥을 함께 먹으면 수수의 수렴작용과 팥의 이뇨작용이 상승작용을 일으켜 몸이 지나치게 건조해질 수 있으니 주의해야 한다.

마른 멸치

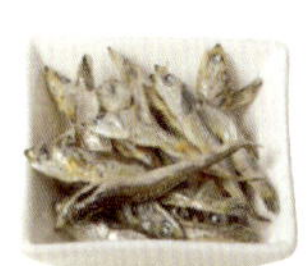

멸치는 버릴 것이 없는 생선이다. 머리부터 뼈까지 멸치가 갖고 있는 영양성분을 고스란히 섭취할 수 있다. 단백질은 기본이고 칼슘 등 미네랄이 풍부해서 성장기에는 세포조직을 구성하고 골격과 치아의 기본이 된다. 또한 체액의 중요한 성분으로 여러 가지 신체기능을 조절하기도 한다. 성인이 되면 골다공증과 노화를 예방하는 데 도움을 준다.

문제는 우리가 먹는 멸치의 거의 100%가 말린 것이라는 점이다. 멸치 자체에 수분이 별로 없는 것은 물론이고 맛도 우리가 느끼는 것보다 훨씬 짜다. 그럼에도 크기가 작아서 한번에 많이 먹게 된다. 게다가 멸치를 볶을 때 간장을 별도로 더 넣어서 조리를 해 나트륨을 과잉 섭취하게 되고, 이 때문에 수분이 적절히 배출되지 못하고 세포외액에 쌓여 부종을 일으키는 원인이 되기도 한다.

마른 오징어

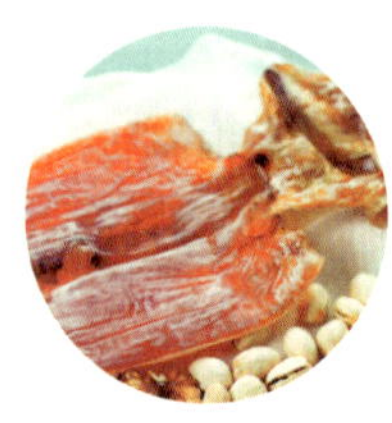

쫄깃쫄깃한 오징어는 질 좋은 단백질 식품이다. 마른 오징어의 단백질 함량은 쇠고기의 세 배 이상이며, 단백질의 질을 표시하는 단백가도 83이나 될 정도로 높다.

특히 곡류에 부족한 라이신이나 트레오닌·트립토판 등의

필수아미노산이 풍부해 쌀을 주식으로 하는 한국인의 영양에 균형을 맞춰준다. 핵산과 셀레늄도 풍부해 동맥경화나 고혈압과 같은 성인병 환자에게도 좋다. 핵산이 원활하게 공급되지 않으면 세포들의 세대교체가 어렵고 죽은 세포가 쌓여 주름살, 기미 등 노화현상이 일어난다.

흔히 오징어는 콜레스테롤이 높다고 알려져 있는데, 이것은 억울한 누명이다. 물론 콜레스테롤이 있긴 하지만 대부분 몸에 이로운 HDL이며, 일부 LDL도 있긴 하지만 오징어의 타우린 성분이 나쁜 콜레스테롤을 줄여준다.

오징어의 타우린은 일반 어류에 비해 두세 배, 육류의 25~66배나 된다. 특히 마른 오징어는 생오징어보다 타우린이 97~333배나 많다. 마른 오징어 표면의 하얀 가루가 바로 타우린이다. 오징어를 구울 때 나는 특유의 냄새도 타우린과 질소화합물이 타면서 나는 냄새다.

요즈음은 패스트푸드 위주의 식생활로 인해 단단한 것을 씹을 일이 별로 없어 턱관절과 치아가 약해지기 쉬운데, 마른 오징어를 먹으면 턱관절 운동으로 치매 예방, 면역력 증가, 두뇌 활성화까지 기대할 수 있다. 단, 소화가 잘 되도록 반드시 여러 번 씹어야 한다.

문제는 무의식중에 많이 먹게 된다는 점이다. 칼로리도 높은데다 짜기 때문에 부종의 원인이 될 수 있다.

마른 새우

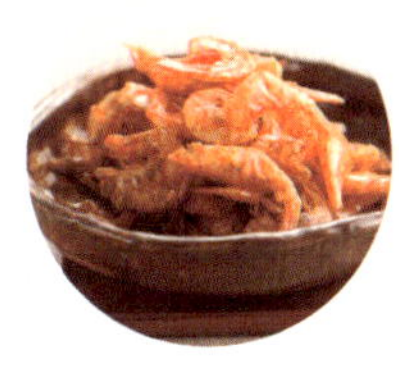

새우에는 콜레스테롤이 많다고 해 중장년층은 꺼리는 경우도 있다. 물론 새우살에는 콜레스테롤이 많다. 하지만 콜레스테롤을 낮추고 간을 보호하는 타우린과 베타인도 함께 들어 있다. 무엇보다 새우꼬리 부분에 풍부한 키토산이 콜레스테롤도 낮춰주고 항암작용도 한다. 그래서 새우살만을 먹는 것보다 마른 새우를 껍질째 먹는 것이 건강에 훨씬 유익하다.

중국 의서에는 '혼자 여행할 때는 새우를 먹지 말라'는 말이 전해진다. 번식력이 왕성한 새우를 먹고 남성의 양기가 지나쳐 행동을 함부로 하면 어쩌나 하는 우려에서 나온 말이다.

실제로 마른 새우는 단백질 함량이 60%에 이를 정도로 풍부한데 메티오닌, 라이신, 글리신 같은 필수아미노산이 듬뿍 들어 있다. 게다가 강장효과로 유명한 타우린, 키토산, 베타인까지 풍부하니 가히 경계할 만하다.

단, 마른 새우 역시 멸치 못지않게 짠데다 무심결에 많이 먹게 돼 비만의 원인이 될 수 있다.

소금을 뿌려 구운 김

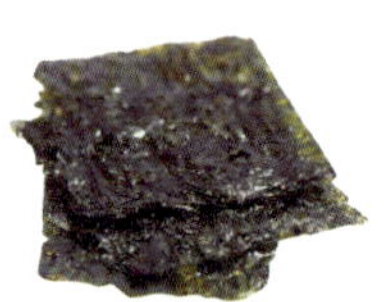

김에는 단백질이 풍부하다. 김 한 장에 들어 있는 단백질의 양은 달걀 한 개와 맞먹으며 필수아미노산이 풍부해 질 또한 우수하다. 체내에서 비타민 A로 변하는 베타카로틴은 달걀의 세 배이며, 비타민과 미네랄도 풍부하다.

해조류 중에 유일하게 비타민 B_{12}가 들어 있어 악성 빈혈 예방에 도움이 되며, 식물성 식품에는 드문 비타민 B_2가 생선이나 고기에 든 것만큼 많이 들어 있다. 특유의 향이 입맛을 돋우고 탄수화물 대사에 꼭 필요한 비타민 B_1도 풍부하니 먹기도 좋고 몸에도 좋다. 비타민 C도 딸기보다 풍부하다.

가히 완전식품이라 불러도 손색이 없을 정도로 영양이 뛰어나지만 김의 영양을 과신해서는 안 된다. 한 끼에 많이 먹어야 두어 장 정도인데 김 한 장의 무게라야 겨우 2~3g에 불과하기 때문이다. 따라서 김은 가능한 한 매일 먹는 것이 좋다.

김은 보통 기름을 바르고 소금을 뿌려 구워 먹는다. 기름을 발라 구우면 맛이 좋아질 뿐만 아니라 영양의 균형을 이룰 수 있다. 기름에 재울 때는 참기름이나 들기름을 쓰게 되는데, 이 때문에 불포화지방산을 함께 섭취할 수 있다는 장점이 있다. 하지만 김 한 장에 뿌려지는 소금의 양이 생각보다 많다는 것을 기억해야 한다.

젓갈

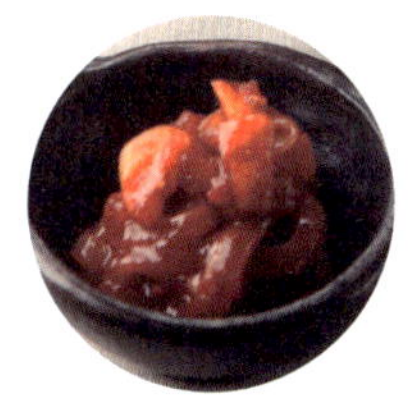

한국 사람들은 김치나 간장, 고추장, 젓갈만 있으면 밥 한 그릇을 뚝딱 해치운다. 오징어, 새우, 굴, 명태, 조개 등 어패류를 소금에 절여 콤콤하게 삭힌 젓갈의 감칠맛은 한국인이 아니면 좀처럼 알기 힘든 맛이다.

젓갈은 어패류의 살을 통째로, 또는 알이나 내장을 20% 정도 농도의 소금물에 절인 뒤 일정기간 보관한 것으로, 어패류에 풍부한 단백질이 자가분해효소와 미생물에 의해 발효되면서 글루탐산, 핵산 물질과 휘발성 향미 성분 등으로 분해되어 특유의 구수한 감칠맛을 낸다.

어패류를 삭히면 성분에도 약간 변화가 일어난다. 단백질이 아미노산과 펩타이드로 분해되면서 소화흡수율이 높아지고, 쌀을 주식으로 하는 한국인에게 부족하기 쉬운 라이신과 트레오닌 같은 필수아미노산도 풍부해진다. 특히 새우젓의 키토산은 그대로 먹을 경우 섭취가 거의 되지 않는데 젓갈로 만들 경우 잘 발효되고 분해돼 즙으로 우러나오므로 면역력 증가에 큰 도움이 된다.

단, 짜기 때문에 조금씩만 먹는 것이 성인병 예방에 좋다. 김치도 그렇지만 젓갈 역시 남쪽으로 내려갈수록 더 짠 경향이 있다.

자반고등어(간 고등어)

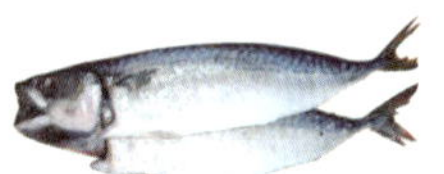

냉동시설이 없던 시절, 동해안에서 잡은 해산물을 뱃길이 닿지 않는 내륙지역으로 이송하기 위해서는 굵은 왕소금을 잔뜩 뿌려서 절이는 방법밖에 없었다. 그렇게 만든 자반고등어는 짜도 보통 짠 게 아니었다. 자반고등어의 원조인 안동에서는 반의 반 토막을 놓고 온 식구가 밥을 다 먹기도 한다니 얼마나 간간한지 짐작이 갈 정도다.

소금에 절인 자반고등어는 지나치게 짠 것은 물론 돌연변이 유발물질까지 갖고 있을 수 있다. 따라서 조리하기 전 고등어를 정리해 머리와 꼬리를 자른 후 쌀뜨물에 30분 정도 담가 짠맛을 빼고 조리하도록 한다.

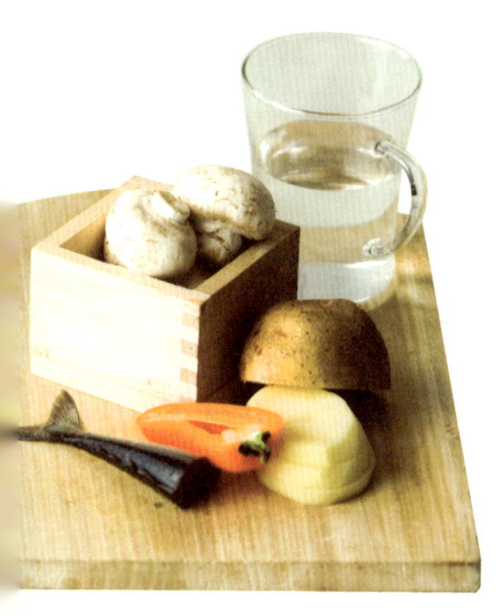

07

질병별

건조 대책

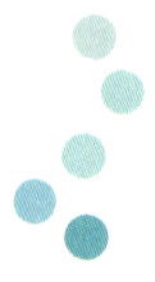

물만 잘 마셔도
건강을 지킬 수 있다

소화·흡수를 돕고 영양소를 전달해주는 물

우리가 음식물을 섭취하게 되면 치아의 씹는 작용으로 음식물이 부서지고, 침 속의 아밀라아제 효소를 비롯한 기타 효소가 작용해 부드러워지면서 소화의 첫 번째 과정이 일어난다. 특히 침은 어느 정도 부드러워진 음식을 식도로 넘기는 중요한 역할을 한다.

그런데 입안이 건조해지면 혀가 말라붙어 음식을 삼키는 데도 지장이 생기며, 혀가 갈라져 염증이 생기기도 하고 치아와 잇몸에 질병이 발생하기도 한다.

한편 식도를 거쳐 위에 들어간 음식은 소화되고 분해되어 소장과 대장을 통해 흡수된다. 이때 흡수된 영양소는 두뇌가 다른 명령을 내리지 않더라도 간을 통해 저장되었다가 혈액을 통해서 각종 기관으로 전달된다.

두뇌와 적혈구는 포도당이 주 영양소이며 뼈는 칼슘이나 비타민 C·미네랄이 주 영양소다. 피부는 지방·콜라겐·비타민 C 등이 주 영양소이고, 근육은 단백질이 주 영양소다.

이처럼 우리가 전혀 느끼지 못하는 동안 각 기관으로 필요한 영양소를 보내주는 것을 세포 간의 정보전달이라고 한다. 이때 가장 중요한 것이 바로 수분이다. 수분이 부족하면 세포 간의 정보전달 능력이 떨어져 그 기관에 병을 일으키고 심한 경우에는 암까지도 유발할 수 있다.

수분이 우리 몸에서 하는 역할은 크게 두 가지가 있다.
각 기관으로 필요한 영양소를 보내고,
몸속으로 들어온 나쁜 물질이나 노폐물을 제거한다.

수분이 부족하면 독소가 쌓여 질병에 걸리기 쉽다

우리 몸으로 들어온 나쁜 물질이나 우리 몸에서 생긴 노폐물을 제거하는 것도 바로 수분이다. 수분이 부족하게 되면 나쁜 물질을 밖으로 내보내는 기능이 떨어져 몸 안에 독소가 쌓이고, 이 독소로 인해 두통·손발저림·부종·만성피로 등 각종 증상이 생긴다.

특히 신장기능이 떨어진 신부전 환자의 경우에는 몸 안의 노폐물과 소변을 밖으로 잘 내보내지 못해 대부분 신장투석이나 신장이식을 해야 한다. 수분을 제대로 조절하지 못해 몸에 독소가 점점 쌓인 신부전 환자의 경우에는 칼륨이 많은 음식인 채소나 과일을 조금만 먹어도 심장마비로 사망할 수 있다.

이처럼 몸이 건조하게 되는 것은 물을 적게 먹기 때문이기도 하지만, 체내에서 수분을 조절하지 못하기 때문이기도 한다. 중요한 것은 건조함의 원인이 무엇이든 그것이 우리 몸에 각종 질병을 일으키는 가장 중요한 원인 중 하나라는 점이다. 점점 늘고 있는 생활습관병부터 난치병까지, 체내 건조와 관련된 병의 문제점과 해법을 알아보자.

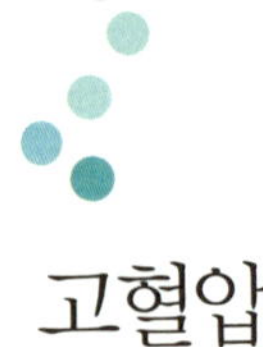

고혈압

체내 건조 상태가 고혈압 촉진

고혈압의 원인은 다양하다. 가족력이 있는 경우 부모가 모두 고혈압이면 약 80%, 한쪽이 고혈압이면 자녀의 40~50%가 고혈압이 될 수 있다.

식습관도 고혈압의 원인이다. 짜게 먹으면 식염 속의 나트륨이 수분을 끌어들여 혈액의 부피가 커지고 혈관의 압력이 높아진다. 높은 압력을 지탱하기 위해 혈관 벽은 점점 더 두꺼워지고 혈관은 자연히 좁아지면서 혈압이 높아지고 심장이나 신장으로 향한 혈액의 흐름이 변한다. 고혈압으로 인해 다른 장기까지 손상되는 것이다. 과식이나 과음으로 인해 살이 찌면 혈액을 공급하는 대상 면적이 더 넓어지기 때문에 심장의 부담이 커진다.

통계적으로 살이 찌면 정상인보다 세 배 이상이나 더 고혈압에 잘 걸린다. 술도 마찬가지다. 취중에는 혈관이 확장돼 오히려 혈압이 내려가지만, 음주는 과식과 비만을 유발해 고혈압을 일으키는 결과를 가져온다.

커피나 담배 등 자극적인 기호식품도 고혈압을 유발한다. 카페인이나 니코틴은 부신피질 호르몬인 아드레날린 분비를 촉진시킨다. 아드레날린은 혈압 상승 물질로 혈관 수축작용을 한다. 스트레스 역시 같은 작용을 한다.

체내 건조 상태도 고혈압을 촉진할 수 있다. 우리 몸의 혈관은 뻥 뚫린 딱딱한 관이 아니다. 혈관 자체가 수축과 이완을 반복하며 혈압을 조정하는데 체내 건조로 순환계가 수분 손실에 적응하기 위해 혈관이 수축해 고혈압 상태가 될 수 있다. 오

체내 건조 상태도 고혈압을 촉진할 수 있다.
오랜 세월 건조가 지속되면 혈관이 굳어져
동맥경화가 겹치면서 고혈압으로 전환된다.

랜 세월 동안 건조가 지속되면 수축한 혈관이 굳어지는 동맥경화가 겹치면서 바로 고혈압으로 전환된다.

solution 수분을 충분히 보충하고 짜게 먹지 않는다

고혈압의 원인에 따라 다양한 대책이 마련돼야 한다. 물을 많이 마시는 것은 기본이다. 우리 몸이 잃어버린 수분의 66%는 세포내액에, 26%는 세포외액에 있던 것이며, 단지 8%만이 혈액순환에 참여했던 수분에서 유실된다. 고작 8% 때문에 고혈압이 될까 싶겠지만 순환계를 들여다 보면 결코 고작 8%라고 말할 수 없을 것이다. 8%가 세포내액도 공급하고, 노폐물도 거두어들인다. 전신을 좌지우지하는 8%인 것이다. 그러니 수분이 부족해 순환계가 스스로 혈관을 조이는 일이 없도록 물을 많이 마시고 볼 일이다.

물 마시기만큼 중요한 것이 짜게 먹지 않는 것이다. 고혈압 환자는 물론 건강한 사람도 절대 짜게 먹어서는 안 된다. 앞서 설명했듯 짜게 먹으면 혈액이 수분을 붙잡기 때문에 혈압이 올라갈 수밖에 없다. 질병적인 고혈압 상태까지 가지 않는다 하더라도, 한 끼 식사로 인해 우리 몸이 부담을 받는 것은 분명하다. 짜게 먹지 않아야만 혈압이 안 올라가고 순환이 잘 된다. 순환이 잘 돼야 물이 적절한 곳에 배분되고 붓지 않으며 살도 찌지 않는다.

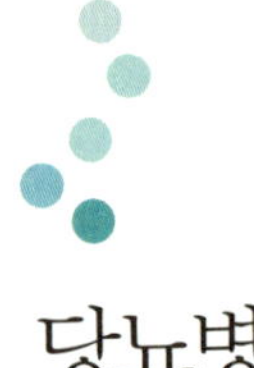

당뇨병

당뇨병은 뇌의 수분 결핍에 따른 최종 결과

우리 몸은 탄수화물의 최소단위인 포도당을 주 에너지원으로 사용한다. 포도당이 적정한 수준을 유지하도록 돕는 것이 인슐린인데, 인슐린이 너무 부족하거나 너무 많은 것이 당뇨병이다. 당뇨병 역시 원인은 다양하다. 전 국민 네 명 중 한 명이 당뇨를 갖고 있는 요즘 비만과 식습관, 유전적 요인 등 수많은 원인에 대해 귀가 따갑도록 듣고 눈이 시리도록 신문과 책에서 읽었을 테니, 필자는 체내 건조와 관련해서 집중적으로 문제를 짚어보겠다.

뇌의 에너지원 역시 포도당이다. 체내 건조가 지속되면 뇌는 더 많은 포도당을 에너지원으로 쓰게 된다. 포도당으로부터 에너지도 얻고 대사 전환을 통해 물도 얻어야 하기 때문이다. 피곤하거나 스트레스를 받으면 단것을 찾는 것도 포도당이 많이 필요하기 때문이다. 특히 스트레스로 인한 두통은 단것을 먹으면 나아지는데, 이는 스트레스에 의해 유발되는 응급상황에서는 뇌에 필요한 보충 에너지의 85%까지 오직 당만으로 충당돼야 하기 때문이다.

다른 세포들은 인슐린의 힘을 빌려 세포벽을 뚫고 포도당을 차지하지만 뇌는 인슐린에 의존하지 않고 자신의 세포막을 가로질러 당을 운반한다. 결국 당 함량이 높아지는 것이다. 즉, 당뇨병은 뇌의 수분 결핍으로 인한 최종 결과인 셈이다.

당뇨는 그 자체도 문제지만 더욱 무서운 것은 합병증이다. 당뇨 합병증은 안질환이나 족부궤양 등 다양하다.

인슐린이 제대로 분비되지 않으면 주요 체세포에 충분한 양의 당과 일부 아미노산이 공급되지 못한다. 또한 세포 내부의 수분의 양을 조절하는 칼륨이 세포 외부에 머물면서, 칼륨을 동반한 물도 세포 속으로 들어가지 못한다. 결국 세포는 물과 일부 아미노산을 공급받지 못하고 서서히 손상을 입는다. 세포 속으로 들어가지 못한 칼륨은 세포 외부에 머물며 순환하다 자극을 받게 되면 맥박이 불규칙해지거나 갑작스런 심장발작 등을 일으킨다. 이것이 당뇨 관련 질환들이 생기는 이유다.

 물을 많이 마시고, 아연이 풍부한 식품을 섭취한다

당뇨의 3대 증상은 다음(多飮)·다뇨(多尿)·다식(多食)이다. 당은 배설될 때 많은 양의 수분을 끌고 나가기 때문에 당이 높을수록 소변양이 많아진다. 당뇨병 자체가 소변을 통해 물을 자꾸만 체외로 배출시키는 것이다. 그래서 당뇨병에 걸리면 갈증을 느껴 물을 자주, 많이 마시게 된다. 그러나 많이 마시는 증상에 굴하지 말고 더 많이 마셔야 한다. 몸이 계속 건조한 상태이기 때문이다.

당뇨병에는 아연과 크롬이 많은 식품을 섭취하는 것이 치료에 도움이 된다. 아연은 인슐린을 만드는 데 꼭 필요한 성분이며, 크롬은 인슐린을 세포에서 작용하게 하는 데 필요하다. 아연과 크롬은 굴, 전복, 미역, 다시마, 파래 등 해산물에 많다.

이밖에 활성산소를 제거하는 식품도 충분히 먹는 것이 좋다. 활성산소가 인슐린 베타세포를 파괴하기 때문이다. 양파에 많은 퀘르세틴, 토마토의 붉은 색소인 라이코펜, 브로콜리의 비타민 C 등이 활성산소의 강력한 천적이다. 브로콜리에는 크롬도 많으므로 당뇨가 있다면 브로콜리에 맛을 들이는 것이 여러모로 도움이 된다.

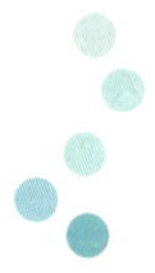

고지혈증·심장질환

수분 부족으로 혈전이 생긴 것이 고지혈증

중성지방과 콜레스테롤 등의 지방 대사가 제대로 이루어지지 않아 혈액 중 지방의 양이 많아진 상태가 바로 고지혈증이다. 일반적으로 총콜레스테롤이 240mg/dL을 넘거나 중성지방이 200mg/dL 이상일 때 고지혈증이라고 한다.

고지혈증 자체가 어떤 증상을 유발하지는 않는다. 다만 혈중 콜레스테롤이나 중성지방의 증가가 동맥경화, 고혈압, 심혈관계 질환 등의 위험요인이 되기 때문에 문제가 되는 것이다. 고지혈증으로 인해 혈관이 산화되면 혈관이 좁아져서 세포로 가는 혈관이 막히는데, 심장혈관이 막히면 심근경색, 뇌혈관이 막히면 뇌경색이 된다. 일단 막혔다 하면 심각해져서 순환에 문제가 되고 결국 세포를 건조하게 만든다.

고지혈증이 되면 혈액속의 지질성분이 증가되어 피가 끈적끈적하게 된다. 여기에 수분마저 부족해지면 혈액은 더욱 끈끈하게 된다. 이러면 혈전이 생길 기회가 더 많아져 심근경색증 등의 심장질환이 발생할 가능성이 높다.

solution **혈전예방식품과 함께 물을 많이 마시면 콜레스테롤이 줄어든다**

이를 예방하려면 중성지방을 낮추는 음식을 택하는 것이 중요하다. 혈액 내 콜레스테롤이나 지방이 많으면 혈전이 생기기 쉬운데, 마늘과 생청국장은 혈전이 생기는 것을 막아준다. 아침저녁으로 식사 전에 키위를 하나씩 먹는 것도 중성지방과 콜레스테롤을 낮추는 데 효과적이다.

필자의 병원에서 최근 골드키위로 4주 동안 임상실험을 한 결과, 환자들의 콜레스테롤 수치는 떨어지고 몸에 좋은 고밀도 지질단백의 수치가 증가한 것으로 나타났다. 가장 효과가 좋았던 것은 심장병이나 노화, 암 등을 일으키는 활성산소를 제거하는 능력이었다. 활성산소가 많아질 경우 혈관 산화가 촉진되므로 활성산소를 낮추는 음식을 충분히 섭취하는 것도 중요하다.

평소에 물을 많이 마시면 콜레스테롤이 낮아지고 기름진 음식을 먹어도 흡수가 덜 된다. 튀김이나 육류 등 기름진 음식은 되도록 피하는 것이 좋지만, 꼭 먹어야 한다면 가지를 데쳐서 함께 먹는다. 가지가 지방을 흡수해 배설시키고 풍부한 섬유질이 포만감을 줘 과식을 막는 효과를 가져온다.

지방이라고 무조건 나쁜 것은 아니다. 불포화지방산이 많은 등 푸른 생선, 지용성 비타민인 비타민 E가 풍부한 잣, 호두 등의 견과류는 오히려 도움이 되는 식품이다.

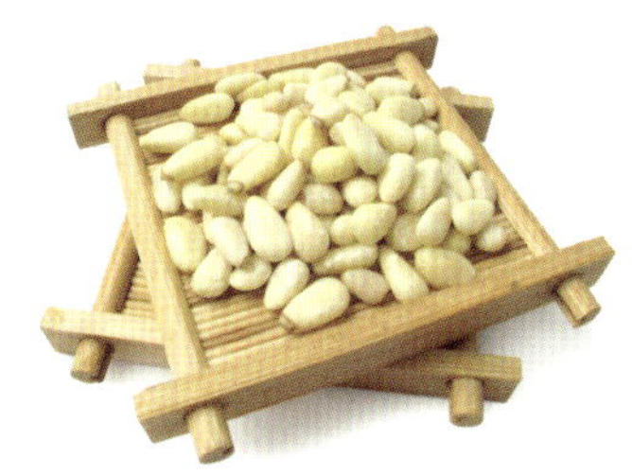

비만

목마름을 잘못 인식해 잉여 에너지 축적

우리 몸은 건조함에도 불구하고 갈증을 못 느끼는가 하면, 때로는 갈증을 공복감으로 오인하기도 한다. 배고픔과 목마름 모두 먹는 것과 관련된 감각인데다 둘 다 같은 부위에서 느껴지기 때문에 착각하기 쉬운 것이다. 음식이나 수분이 부족하면 이를 섭취할 때까지 몸의 필수기능이 통제되는데 이때 갈증과 배고픔이 혼동될 수 있다. 이는 두 가지 감각 모두 유사한 방식으로 체내에 입력되어 있기 때문이며, 모두 뇌 속의 에너지가 낮은 상태에서 비롯된다. 따라서 갈증을 배고픔으로 잘못 인식하고 갈증을 채우기 위해 음식을 먹는 것이 비만을 야기하는 주요인 중 하나다.

뇌가 물을 원할 때마다 음식을 먹는다면 잉여 에너지가 쌓이므로 당연히 살이 찔 수밖에 없다. 목이 마를 때 음식을 먹어도 갈증이 해소된 느낌을 갖게 되는데 이는 음식 속에 든 수분을 흡수하는 한편 음식을 먹어 뇌에 에너지를 공급했기 때문이다. 그래서 뇌는 힘을 내고, 갈증을 공복감으로 착각하여 잠시 만족하게 된다.

문제는 뇌가 아니라 다른 조직이다. 불행히도 우리가 먹은 음식물 중 뇌로 향하는 것은 20%뿐이다. 나머지 80%가 지방세포를 포함한 다른 조직으로 향한다.

solution 물을 충분히 마시고 규칙적인 식사와 운동을 한다

물을 제대로 마시면 살이 빠진다 │ 동물들은 이른 아침 물가에 먼저 들러 물을 마신 후 들판으로 나가 풀을 뜯는다. 수분 함량이 많은 식물을 주식으로 하는 초식 동물은 대부분 그렇다. 고형의 음식물이 소화되는 동안 몸속의 수분이 부족하지 않도록 하기 위한 것이다. 반드시 물을 먼저 마시고 음식을 먹기 시작한다.

그런데 인간은 반대로 한다. 음식을 먼저 먹고 나서 물을 마신다. 고형의 음식을 섭취·소화하는 동안 체내의 유효 수분은 고갈되고, 식사 직후 마신 물은 소화액을 희석해 소화가 잘 안 되게 한다. 소화기를 건강하게 유지하려면 물 마시는 습관을 바꿔야 한다.

물은 음식을 먹기 전에 마시되, 식사 직전이 아니라 식사 30분 전에 마시도록 한다. 식후에는 2시간 30분마다 두 잔의 물을 마시는 것이 좋다. 이렇게 하면 공복감과 갈증을 구분해 음식이 꼭 필요한 경우에만 음식을 먹게 된다.

물만 마셔도 살이 찐다고 호소하는 사람들이 있지만, 사실 물을 제대로 마시면 살이 빠진다. 하루 8잔 이상 물을 마시고 운동을 해보자. 한 잔의 물은 1시간 30분에서 2시간 동안 교감신경계를 자극한다. 교감신경에서 분비되는 아드레날린은 지방 분해효소인 리파아제의 활동을 조절한다. 즉, 물을 마시면 교감신경이 자극돼 아드레날린이 분비되면서 저장된 지방은 점점 줄어드는 것이다. 이는 지방 분해효소가 아드레날린을 비롯한 육체활동 호르몬에 민감하기 때문이다.

싱겁게 먹고 운동 병행해야 ｜ 스웨덴 육군이 3주간 행군을 계속하는 군인들의 혈액을 휴식시간마다 채취해 생리기능을 파악했더니, 리파아제가 행군 1시간 후에 활동을 시작해 12시간 동안 지속되는 것을 관찰할 수 있었다. 꾸준히 운동하면 효소의 활동이 24시간 내내 훨씬 더 두드러진 것으로 측정됐다. 꾸준히 걷는 것만으로도 지방 분해효소인 리파아제가 활성화된다는 것이다. 이 지방 분해효소는 축적 효과가 있어 매일 두 번 걷기를 통해 몸을 24시간 내내 지방 연소 모드로 설정할 수도 있다. 지방이 연소되는 동시에 땀으로 잉여 수분과 노폐물을 제거할 수 있어 일석이조의 효과가 있다.

그러나 살을 빼기 위해서는 기본적으로 해야 하는 것들이 있다. 찌개나 국은 싱겁다 싶을 정도로 물을 타서 먹고 반찬은 반으로 줄여야 한다. 짭짤하고 맛깔스러운 반찬은 자꾸만 밥을 더 먹게 만들기 때문이다. 우리가 먹는 음식에는 생각보다 많은 양의 소금이 들어 있다. 약간 싱겁게 먹어도 나트륨 섭취는 충분하다.

규칙적인 식사도 중요하다. 하루 세 끼는 반드시 시간을 정해 규칙적으로 먹는다. 두 끼를 굶고 한 끼를 폭식하는 것이 비만에는 더 큰 적이다. 만일 시간이 허락한다면 세 끼 몫의 음식을 여섯 끼로 나누어 먹어도 좋다. 조금씩 자주 먹기 때문에 공복감을 느낄 겨를이 없어 군것질이나 폭식을 하지 않게 된다. 물론 식이요법에만 의존해서는 안 된다. 앞 장에서 소개한 스트레칭과 마사지도 빠뜨리지 말고 꾸준히 해야 한다.

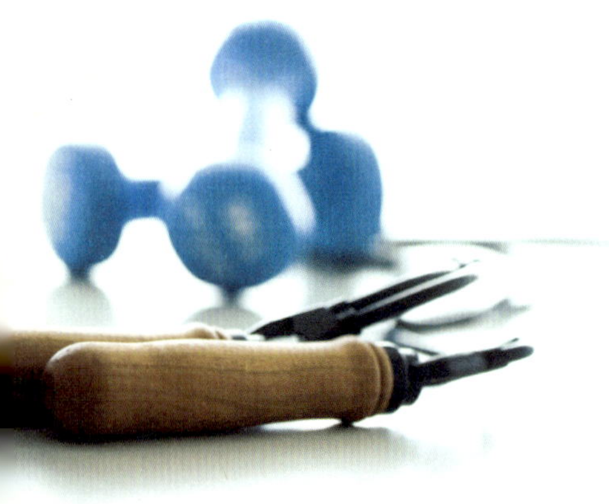

요통·무릎통증

수분 부족으로 인한 연골 부위의 마찰이 원인

허리나 무릎 관절이 아픈 이유는 크게 두 가지로 나눌 수 있다.

첫 번째 이유는 체내 건조로 순환이 잘 안 되기 때문이다. 미네랄 이온 펌프가 축출한 세포 내의 노폐물은 혈액이나 림프액 같은 세포외액을 타고 배출된다. 이때 칼륨은 세포 안에서, 나트륨은 세포 밖에서 작용을 하기 때문에 적당한 양의 염분과 물이 없으면 노폐물이 배출될 수 없다. 결국 부분적으로 쌓인 산이나 독성물질을 씻어낼 만큼 물이 충분히 순환하지 않기 때문에 통증이 생기는 것이다.

두 번째 이유는 디스크나 연골에 수분이 부족하기 때문이다. 관절을 감싸고 있는 연골은 방대한 양의 수분을 포함한다. 이를 관절낭이라고 하는데, 관절낭은 관절이 부드럽게 움직일 수 있도록 윤활유 역할을 한다. 그러나 체내 건조로 인해 연골에 수분이 부족해지면 관절 내 연골 접촉 부분에 심한 마찰이 생긴다.

허리의 경우 척추의 힘줄과 인대를 잡아당기는 추간판(디스크)이 연골 역할을 하는데, 체내 건조 상태에서 몸을 움직이거나 굽히면 디스크가 압력을 받아 찌그러들게 된다. 결과적으로 디스크의 수분을 계속 눌러 짜는 셈이 되는 것이다. 이로 인해 소실된 물은 보충되지 않는다. 오그라든 디스크 핵은 체중을 지탱할 수 없고 척추 관절은 헐렁해져서 디스크가 뒤쪽으로 이동하게 되는데 이것이 추간판 탈출증, 흔히 말하는 허리디스크다. 이로 인해 좌골신경통이 생길 수도 있고, 심하면 추간판이 부서지고 망가져 척추협착증까지 올 수 있다.

허리나 무릎 관절이 아픈 이유는
체내 건조로 인해 순한이 잘 안 되거나,
디스크 또는 연골에 수분이 부족하기 때문이다.

 자세를 바로잡고 스트레칭을 꾸준히 한다

연골의 건조를 막기 위해 평소 충분한 수분 섭취는 기본이다. 허리나 무릎에 통증이 있는 경우 반드시 스트레칭을 해야 한다. 특히 앞서 소개한 허리운동과 머리운동은 반드시 하도록 한다. 스트레칭을 꾸준히 하면 통증이 줄고 순환이 좋아지는 것은 물론 자세 또한 교정된다.

통증이 있는 부분을 따뜻하게 보호하는 것도 좋은 방법이다. 몸이 차가우면 순환이 잘 안 되므로 여름에도 긴 바지를 입는 것이 좋다. 특히 하루 종일 냉방을 하는 실내에서는 긴 팔을 입어 체온을 보호하고, 통증 부위는 더운물로 찜질이나 습포를 해주면 좋다.

식이요법으로 관절에 좋은 감자를 많이 먹는 것도 도움이 된다. 삶아서 하루 한 개씩 먹으면 무릎이나 허리 건조를 막는 데 도움이 될 것이다.

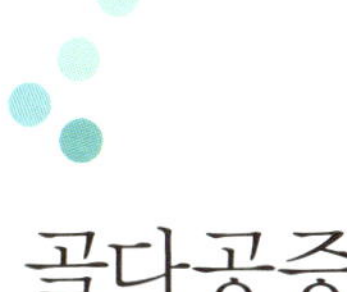

골다공증

미네랄과 수분 부족으로 뼈 밀도가 감소해서 생기는 병

나이가 들면 뼈의 밀도가 감소해 골다공증이 오기 쉽다. 골다공증이 되면 뼈 조직이 가늘어져서 약한 자극에도 쉽게 금이 가거나 부러진다. 골다공증은 서서히 진행하는 질환이므로 당장 증상이 나타나지 않더라도 미리미리 영양에 신경 써야 한다.

흔히 뼈를 칼슘 덩어리라고 생각하기 쉽지만, 사실은 칼슘 외에 나트륨·마그네슘·인 등 수많은 미네랄과 수분으로 구성된다. 골다공증이라면 칼슘과 미네랄이 부족해서 뼈 밀도가 감소하는 것이다.

골다공증을 개선하려면 고루 영양을 섭취하고 수분을 충분히 보충하는 것이 기본이다. 칼슘 섭취에 동물성 식품보다 해조류를 권유하는 것도 이 때문이다. 칼슘은 섭취해도 몸에 흡수가 잘 되지 않는다. 이때 물에 잘 녹는 해조류의 칼슘을 물과 함께 먹게 되면 그만큼 흡수가 잘 된다.

solution **부족한 칼슘을 해조류를 통해 섭취한다.**

빽빽한 골밀도를 위해서는 칼슘과 나트륨뿐 아니라 마그네슘·인 등 다른 미네랄도 필요하다. 칼슘 하나만 먹어서는 뼈의 건조를 막을 수 없다. 그래서 칼슘과 함께 각종 미네랄이 풍부한 해조류를 권장한다. 해조류는 미네랄 덩어리인 데다가 열량도 낮고 식이섬유도 풍부해 골다공증은 물론 비만이나 변비 예방에도 아주 좋은 식품이다.

골다공증은 서서히 진행하는 질환이라
당장 증상이 나타나지 않더라도
미리미리 영양에 신경 써야 한다.

　그런데 식이섬유가 많다는 것이 단점으로 작용하기도 한다. 풍부한 식이섬유 탓에 배변으로 바로 빠져나갈 수 있기 때문이다. 따라서 해조류를 섭취할 때는 30번 이상 꼭꼭 씹어 먹어야 한다.

　칼슘과 미네랄의 흡수를 돕기 위해서는 운동을 꼭 같이 해주도록 한다. 골다공증에는 체중이 실린 운동이 필요하다. 집에서 할 수 있는 가장 간단한 운동으로는 필자가 '강시 운동'이라 부르는 제자리 뛰기가 있다. 줄넘기를 하듯 제자리에서 콩콩 뛰는 것인데, 별다른 도구도 필요 없이 뼈를 강화시킬 수 있을 뿐만 아니라 살이 처지지도 않아 골다공증이 염려되는 중년들에게 특히 좋은 운동이다.

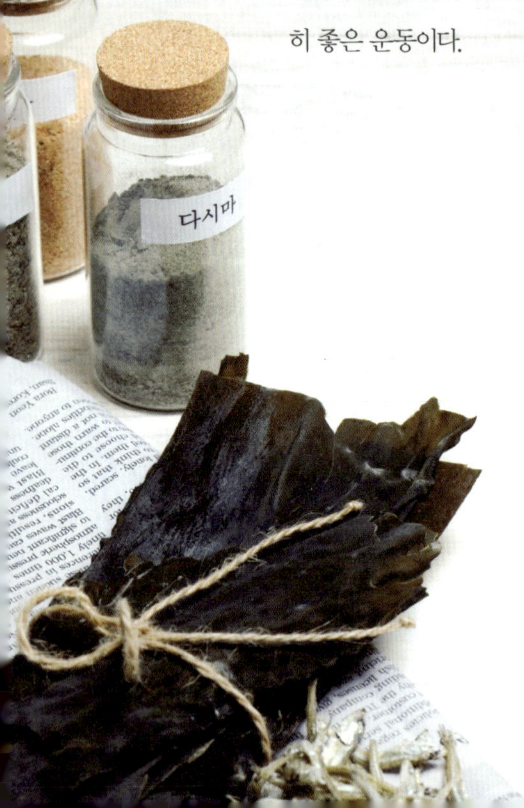

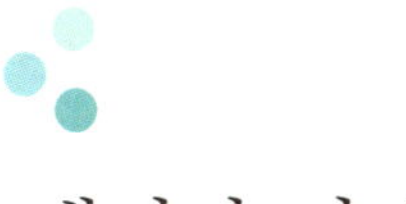

갱년기 장애

열과 땀으로 건조한 몸이 더 건조해진다

갱년기가 되면 여성의 신체에 여러 가지 이상이 생긴다. 뼈의 밀도가 줄어들어 골다공증이 생기기도 하고 신체의 리듬이 바뀌면서 불면증에 시달리기도 한다. 체온이 들쑥날쑥하면서 갑자기 주르륵 땀이 흐르며 얼굴이 화끈거렸다가 또 언제 그랬냐는 듯 추워지곤 한다. 난소에서 나오는 여성호르몬이 줄어든 탓이다.

문제는 땀과 열로 인해 몸이 더 건조해진다는 것. 짧은 시간 동안 등허리가 축축하게 젖을 정도로 흐르는 땀과 화끈거리는 얼굴에서 발산된 열로 인해 그렇잖아도 건조한 몸은 더욱 건조해진다. 이로 인해 뇌를 통하는 혈류도 장애가 생겨 성장호르몬을 배출하는 뇌하수체 기능도 떨어지면서 노화가 빨리 진행된다.

solution 식물성 여성호르몬이 풍부한 콩, 석류를 꾸준히 먹는다

난소나 뇌하수체에 충분한 순환이 되게 함으로써 갱년기 장애를 줄이고 노화를 늦출 수 있다. 난소와 뇌하수체의 건조를 막는 데는 순환을 돕는 유산소운동과 복부마사지 운동이 좋다. 쉽게 할 수 있는 유산소운동으로는 빠르게 걷기나 제자리 뛰기 등이 있다. 근력운동도 꼭 필요하다. 굳이 헬스클럽에 가지 않더라도 팔굽혀펴기, 앉았다 일어나기, 아령으로 운동하기 등 집에서도 간단히 근력운동을 할 수 있다.

더욱 중요한 것은 음식이다. 난소의 노화를 늦추기 위해서는 식물성 여성호르몬의 일종인 이소플라본이 풍부한 콩이나 석류 등을 꾸준히 먹는 것이 도움이 된다.

갱년기 장애를 줄이고 노화를 늦추기 위해서는
난소나 뇌하수체에 충분한 순환이 되게 함으로써
건조를 막는 것이 중요하다.

성장호르몬의 원료가 되는 각종 아미노산도 반드시 필요하므로 해조류는 매일 먹도록 하고, 항산화성분이 풍부한 포도씨유나 올리브유를 식용유로 쓰는 것이 좋다.

멜라토닌 성분이 풍부한 토마토와 바나나를 꾸준히 먹는 것도 숙면을 위해 좋은 습관이다. 골다공증 예방을 위해 마른 표고버섯을, 단백질 섭취를 위해 매일 삶은 달걀의 노른자 한두 개를 먹는 것도 좋다. 비타민 E가 풍부한 견과류도 매일 먹는다. 기름이 적은 살코기와 등 푸른 생선은 일주일에 세 번, 잣은 하루에 10~20개, 호두는 한두 개가 적당하다. 평소 견과류를 즐기지 않는다면 멸치볶음 등 반찬을 만들 때 이용하거나 밥을 지을 때 콩을 넣듯 견과류를 넣어보자. 밥의 씹는 맛과 고소함도 배가되고 자연스럽게 견과류를 섭취할 수 있다.

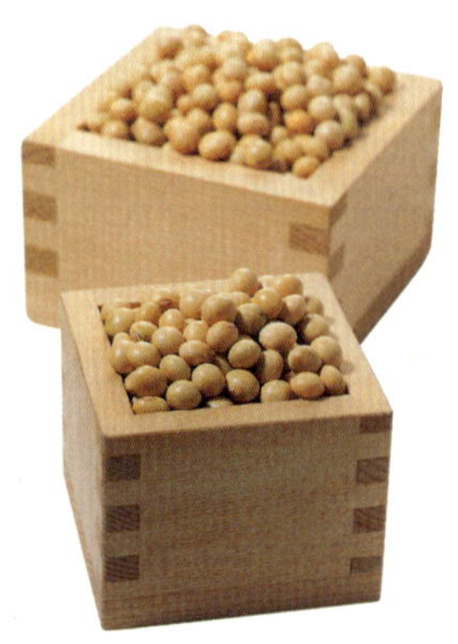

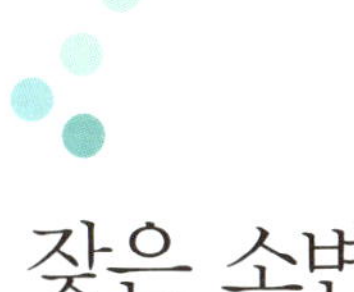

잦은 소변

잦은 소변으로 수분이 빠져나가 노화 촉진

소변을 자주 보는 것 자체가 병은 아니다. 하지만 질병의 한 증상으로 빈뇨가 나타날 수 있으므로 원인을 찾아 치료하는 것이 중요하다. 여성들의 경우에는 갱년기가 되면 여성호르몬 부족으로 인해 요로 입구가 건조하게 되고 자극을 받아 소변을 자주 보게 된다. 당뇨병이나 요로질환 같은 병도 잦은 소변의 원인일 수 있다.

빈뇨는 그 자체로 불편하기도 하지만 소변으로 수분이 빠져나가게 되면서 몸이 건조해지고, 밤에 숙면을 취하지 못해 노화를 촉진한다.

solution 원인 질환을 찾아내 치료하고 식습관을 개선한다

당뇨병이나 요로질환 등의 질병이 원인이라면 원인 질환 치료가 우선되어야 한다. 갱년기 탓이라면 여성호르몬을 보충해줄 수 있는 음식들로 식단을 구성한다.

특별한 원인이 없음에도 불구하고 소변이 너무 잦다면 음식을 짜게 먹는 것이 아닌가 의심해봐야 한다. 음식을 짜게 먹으면 우리 몸이 쓸데없는 물을 많이 지니게 돼 소변을 자주 보게 되기 때문이다. 따라서 음식을 싱겁게 먹는 것도 중요하다. 짠 음식은 나트륨 성분이 많은데 이 나트륨을 몸밖으로 배출시키는 성분이 바로 칼륨이며 오이나 고구마에 칼륨이 풍부하다. 몸이 붓는 사람은 신장기능이 약화된 경우가 많다. 호박이나 수박은 신장기능의 강화를 도와주는 시트룰린이나 아르기닌 성분이 많기 때문에 붓기를 빼는 데 도움을 준다.

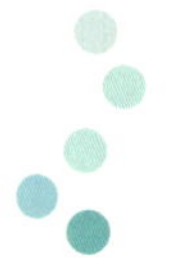

노안

체내 건조가 모양근 노화의 원인

코끝에 돋보기를 걸치고 팔을 최대한 뻗어 신문(혹은 책)을 멀리 든 채 안경 너머로 글을 읽는 것이 노인들의 독서 풍경이다. 젊은 시절 시력이 좋았던 사람일수록 노안이 더 빨리 온다.

노안은 수정체를 조절하는 모양근이 노화해 거리 조절을 못하기 때문에 가까운 곳에 있는 것이 잘 보이지 않아서 생긴다. 모양근의 노화 역시 체내 건조가 원인이다. 노화증상은 인간의 힘으로 막을 수 없지만 늦출 수는 있다.

체내의 수분이 부족하게 되면 피부가 건조해지듯이 우리 몸의 근육도 건조해져서 수축력이 떨어지게 된다. 기계에 윤활유가 부족하면 뻑뻑하게 작동하는 것과 마찬가지다. 충분한 수분 섭취가 근육도 잘 움직일 수 있도록 도와준다.

solution 원거리와 근거리를 번갈아 보며 안구운동을 한다

평소에 물을 충분히 섭취하고 눈동자를 움직이는 운동을 자주 하는 것이 좋다. 먼 곳을 응시했다가 가까운 곳을 봤다 하면서 근거리와 원거리를 바꿔가며 시선을 두면 노안 예방에 도움이 된다.

노안이 되면 백내장이 잘 생기는데 백내장에는 키위가 좋다. 키위에는 백내장 예방에 효과적인 루테인이 노란 옥수수 다음으로 많이 들어 있다. 게다가 새콤한 과육에는 비타민 C를 비롯한 다양한 항산화물질과 미네랄, 폴리페놀 등이 풍부하다.

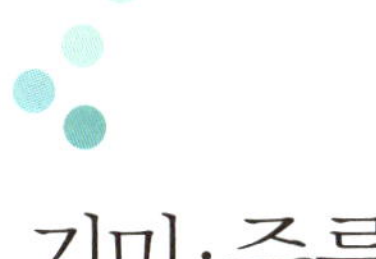

기미·주름

강한 햇빛에 수분 빼앗겨서 생기는 기미와 주름

기미와 주름은 대표적인 노화증상 중 하나다. 오래 입은 옷이 낡아 해지듯 우리 몸도 오랫동안 햇빛과 중력의 영향을 받으며 살아가는 동안 조금씩 낡게 된 것이다. 다른 노화증상과는 달리 기미와 주름은 햇빛이라는 요소가 아주 중요하다.

햇볕을 쬐면 햇볕에서 나오는 자외선에 의해 피부에 활성산소가 증가하고, 활성산소로 인해 멜라닌 색소가 자극을 받아 기미가 생긴다. 또한 강력한 햇빛은 피부의 온도를 올려 수분을 빼앗아 감으로써 기미뿐 아니라 주름도 더 생기게 만든다.

피부에 수분이 부족하게 되면 풍선에 바람이 빠지듯 피부가 쪼그라들게 되어 쭈글쭈글해지고 주름도 많이 생긴다.

solution 수분 섭취와 함께 자외선 차단이 중요하다

피부의 건조를 막기 위해 수분을 충분히 섭취하는 것과 동시에 자외선을 차단하는 것이 중요하다. 모자나 양산을 써서 햇볕을 차단하는 것도 좋은 방법이지만 이때도 역시 자외선 차단제를 꼭 바르도록 한다. 자외선 차단제는 외출하기 30분에서 1시간 전에 미리 발라야 하며, 외출시간이 길어질 경우 두 시간에 한 번씩 덧발라주는 것이 좋다. 최근에는 파우더형 자외선 차단제가 출시돼 화장하듯 퍼프로 톡톡 두드리며 바를 수 있어 여러 번 덧바르는 번거로움이 간편하게 해결되었다.

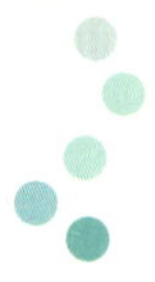

대머리·탈모

혈액순환 장애가 대머리·탈모 촉진

대머리나 탈모의 원인 중 하나가 바로 두피의 순환장애다. 두피의 순환이 잘 안 되면 영양과 산소를 제대로 공급받지 못해 두피가 약해지고 머리카락의 수명이 단축된다. 머리카락이 빠지는 것은 물론이고, 머리카락이 가늘어지거나 짧게 끊어지는 현상도 나타난다.

순환장애의 원인 중 하나가 바로 몸의 건조이기 때문에, 몸이 건조한 상태가 계속되면 대머리나 탈모가 더 잘 발생할 수 있다.

몸이 건조하면 수분이 부족하게 되고 부족한 수분은 피의 농도가 짙어지는 결과를 가져와 순환장애를 일으킨다. 뿐만 아니라 세포에 수분이 부족하면 영양공급이 원활하지 못해 노폐물의 배설이 나빠지게 되며 이로 인해 탈모가 일어나게 되는 것이다.

solution 두피 마사지와 함께 수분을 충분히 섭취한다

과거에는 두피의 순환을 돕기 위해 빗으로 자주 빗어주라고 했다. 하지만 잦은 빗질은 약한 모발을 더 상하게 하므로 요즘은 권하지 않는 방법이다. 대신 손끝으로 두드리듯이 두피를 마사지해주는 것이 효과가 좋다. 탈모의 원인이 몸의 건조에 있는 만큼 수분을 충분히 섭취하는 것이 무엇보다 중요하다.

이와 함께 머리카락이 빠진 부분의 혈액순환을 위해 레이저 치료나 고주파 치료를 병행하면 더욱 효과적이다. 산소 공급을 위해 산소 치료도 같이 하면 더 도움이 된다. 레이저 치료나 고주파 치료는 두피의 혈관을 확장시켜 순환을 좋게 해준다.

병원에서는 주사와 약물을 이용한 메조테라피를 통해 두피의 순환을 돕고 두피에 영양과 비타민을 공급해 주는데, 이런 방법으로 일주일에 한 번씩 4주 정도 치료하면 빠지는 머리카락의 양이 줄어드는 것을 느낄 수 있고 8주째가 되면 머리카락이 굵어지는 것을 알 수 있다. 대개 3개월이 지나면 새로운 머리카락이 나는 것을 본인이 느낀다.

물론 연령, 성별에 따라 조금씩 차이는 있지만 평균적으로 이 정도 기간이면 치료가 되기 시작한다.

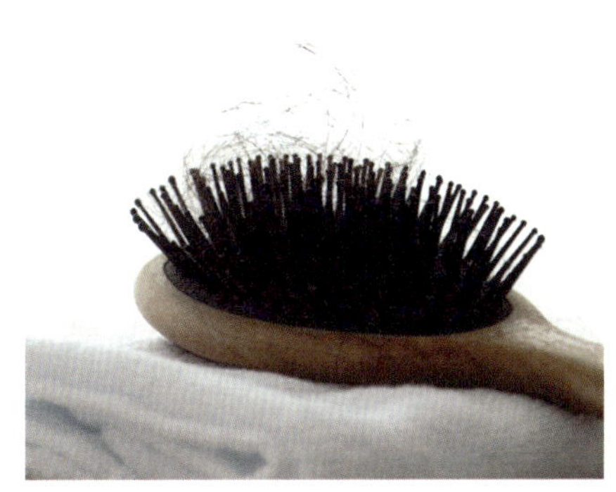

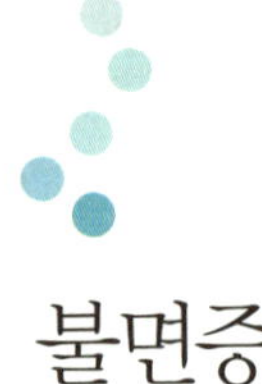

불면증

불면증이 계속되면 빨리 늙는다. 잠을 자는 동안 뇌하수체의 송과선에서는 멜라토닌 호르몬이 분비된다. 멜라토닌은 송과선 외에도 망막, 내장 등에서 분비되는데 세포를 활성산소로부터 보호하고 성장호르몬과 성호르몬 분비를 도와 노화를 막는 역할도 한다.

불면증이 계속되면 자율신경계 중에서도 교감신경계가 계속 긴장한 상태가 되어 스트레스 호르몬이 점점 증가한다. 그로 인해 면역력이 떨어지거나 비만이 나타나기도 한다. 비만은 다시 성장호르몬의 분비를 감소시켜 노화를 촉진시킨다.

밤낮이 바뀐 생활을 하는 경우도 불면증이 되기 쉽다. 멜라토닌은 낮보다 밤, 즉 어두울 때 더욱 활발하게 생성되므로 낮에 잠을 자면 숙면을 취하지 못하고 이것이 불면증으로 이어질 수 있다. 수면의 양보다는 질을 중시하는 것은 바로 이 때문이다.

교감신경이 과도로 활성화되면서 수분이 부족하게 되면 심장의 박동수가 빨라지게 되고 두뇌신경계가 흥분상태가 되어 쉽게 잠이 들지 못하고 불면증이 생긴다.

solution 카페인 섭취를 줄이고 숙면을 돕는 식품을 먹는다.

잠을 못 자고 자꾸 뒤척이다 보면 체내 건조가 심화된다. 자꾸 움직이다 보니 수분

발산 양이 많아지는 것이다. 숙면을 취하고 싶다면 카페인 섭취를 줄이는 것이 우선이다.

숙면을 돕는 성분이 들어 있는 식품을 충분히 섭취하는 것도 도움이 된다. 멜라토닌 성분은 바나나와 토마토에 풍부하다. 출출할 때 간식이나 후식으로 먹거나 저녁에 반쪽 정도 먹으면 숙면을 취하는 데 도움이 된다.

저녁식사 메뉴에 잠을 유도하는 상추를 넣는 것도 좋다. 상추를 먹으면 잠이 오는 이유는 상추에 잠이 잘 오게 하는 성분인 락튜카리움(lactucarium)이 들어 있기 때문이다.

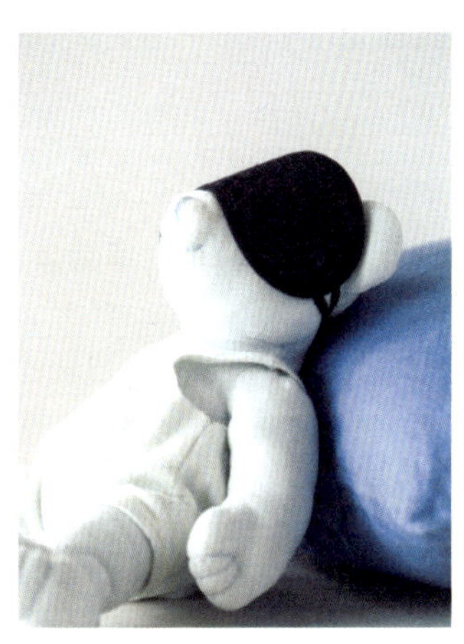

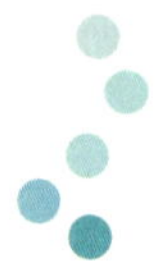

성 기능 저하

고환이 건조하면 정자 생산능력이 떨어진다

40~50대가 되면 여성들은 여성호르몬 분비가 뚝 떨어지면서 갱년기 증상이 뚜렷하게 나타난다. 하지만 남성들의 경우는 남성호르몬이 서서히 줄어든다. 피카소가 일흔이 넘은 나이에 아기를 만들 수 있었던 것도 그 때문이다.

그러나 경우에 따라서는 남성들도 호르몬 분비가 갑자기 줄어드는 현상이 나타난다. 특히 최근에는 스트레스로 인해 남성호르몬이 빨리 줄어들게 돼 남성 갱년기라는 병명이 생겨났을 정도다. 남성호르몬 부족으로 정력이 떨어져 성생활로 고민하는 남성들이 적지 않다.

몸이 건조해서 수분이 부족하게 되면 몸의 노폐물 처리가 늦어지고 피로가 쌓인다. 피로가 증가하면 자연히 성욕도 떨어지게 되어 성기능도 저하되게 마련이다. 또한 수분부족은 발기하는 힘도 떨어지게 만든다.

solution 고환이 잘 순환되도록 시원하게 유지한다

정자를 생성하는 고환의 온도는 체온보다 3℃ 가량 낮다. 기온에 따라 음낭이 늘어졌다 올라갔다 하면서 자동으로 온도를 조절하는 것이다. 게다가 고환은 위치가 제각각이다. 음낭 속에는 좌측과 우측에 각각 한 개씩 크기가 다른 두 개의 고환이 있고 각 고환의 위쪽에는 각각 한 개씩의 부고환이 있다. 두 개의 고환 중 한 개는 다른 것에 비해 밑에 내려가서 위치하고 있으며 다른 한 개는 약간 위쪽에 있다. 건강한 정자를 만들기 위해 서로 열에 영향을 받지 않도록 설계된 것이다. 그만큼 고환은 온도에 민감하다.

고환의 온도가 올라가면 정자의 활동이 떨어지고 정자 수가 감소하기 때문에 고환은 순환이 잘 되도록 시원하게 하는 것이 중요하다. 따라서 찜질방이나 사우나에서 목욕을 한 후나 샤워를 한 후 찬물로 고환을 식혀주는 것이 좋다. 담배나 카페인 같은 기호식품은 혈관을 수축시켜 좁게 만들기 때문에 고환을 건조하게 만든다. 그러므로 담배나 카페인을 끊는 것이 중요하고, 생식기능을 증가시키는 마늘·굴·전복·해조류 등을 꾸준히 섭취하는 것이 도움이 된다.

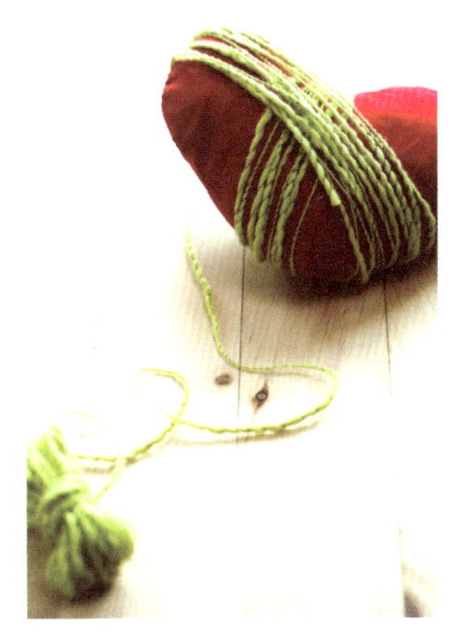

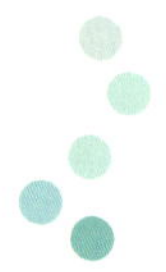

불안증·우울증

우울증·신경불안증의 원인은 마그네슘 부족

우울증이나 신경불안증 등 정서장애에는 전문적인 상담치료가 필요하다. 이밖에 체내에 마그네슘이 과도할 때도 우울증이 생기고 모든 일에 의욕을 잃게 된다. 반대로 마그네슘이 부족하면 마음이 불안하고 심장이 뛰며 얼굴이나 눈의 근육이 떨리는 증상이 나타난다. 즉, 신경불안증이 생기는 것이다.

몸속 유해물질이 체외로 잘 배출되지 못하면 피로감과 함께 만성피로가 생긴다. 만성피로는 사람들로 하여금 의욕을 잃게 만들 뿐만 아니라 심한 경우 우울증이 되기도 한다. 수분 부족은 또한 교감신경을 자극하게 되어 두뇌를 흥분상태로 이끌기 때문에 짜증도 나고 신경질도 부리게 된다. 목이 많이 마를 때 신경이 날카로워지는 것을 누구나 한번쯤 경험해봤을 것이다.

solution 마그네슘이 풍부한 식품을 섭취한다

우울하고 불안하다고 걱정만 하면 기분이 더 저하되기 쉽다. 먼저 모발검사를 통해 미네랄의 균형 상태를 파악해보는 것이 중요하다. 검사 결과 마그네슘이 과도한 경우에는 마그네슘이 많은 식품을 피하고, 마그네슘을 떨어뜨리기 위해 비타민 B_6와 비타민 E가 풍부한 식품을 섭취하는 것이 좋다. 비타민 B_6는 단백질 대사에 관여하는 비타민으로 생선, 돼지고기, 닭고기, 달걀 등 동물성 식품과 현미·대두·귀리 등 곡류에 풍부하다.

몸속 유해물질이 체외로 잘 배출되지 못하면
피로감이 생기고 의욕을 잃게 되며
심한 경우 우울증이 되기도 한다.

반면 신경불안증에는 마그네슘이 풍부한 음식을 섭취하는 것이 좋다. 마그네슘은 거의 모든 종류의 푸른 잎채소와 아몬드, 밤, 호두, 꿀, 시금치, 참치 등에 많다. 직장인의 경우 채소를 먹기가 더욱 쉽지 않은데, 점심 메뉴로 쌈밥이나 샐러드를 선택하는 것도 좋다. 수분이 부족하면 마음이 더욱 불안해지므로 몸을 건조하지 않게 하면서 따뜻하게 하는 것이 도움이 된다.

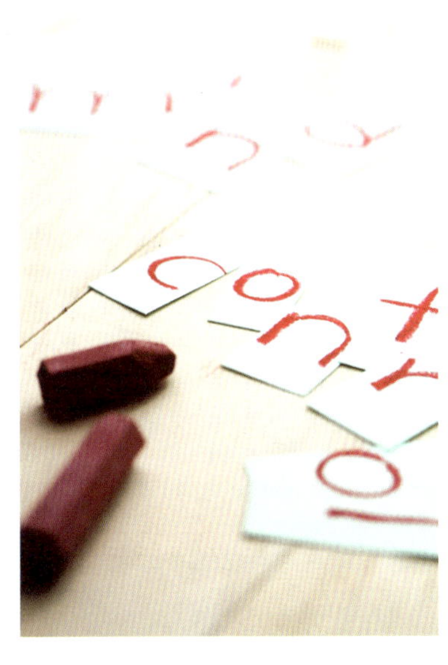

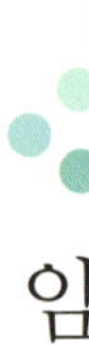

암

암은 손상된 이상세포가 증식해서 생기는 병

암은 DNA가 손상된 이상세포가 무한정 자기복제를 하면서 생긴다. 물론 우리 몸은 기형적이거나 미숙한 유전자를 제거하기 위한 여과체계를 갖추고 있다. 또한 손상된 유전자를 회복시키는 재생 시스템도 마련돼 있다. 이를 위해 우리 몸은 수많은 화학 공정을 거치는데 이때 많은 물이 필요하다. 수분이 부족하면 이 과정이 원활하게 이뤄지지 않아 암이 생길 수 있다.

세포가 노폐물을 걸러내는 과정을 살펴보자. 모든 세포는 화학반응을 통해 산성 노폐물을 배출한다. 물은 이를 씻어내고 노폐물을 간과 신장으로 가져가 처리한다. 물이 부족해 세포까지 순환이 미치지 못하면 세포가 발산한 산에 의해 세포핵 속에 저장된 DNA 목록의 미세하고도 상세한 배열이 서서히 부식된다. 그러다 마침내 영구적으로 파괴되면서 재생산 능력을 지닌 이상세포가 유발된다. 통제 불능의 재생산 패턴이 작동되는 것이다.

수분과 함께 항산화물질이 풍부한 식품을 섭취한다

암의 발생 원인은 여러 가지가 있겠지만 그중 하나가 체내 건조로 인해 노폐물이 쌓여 세포에 변형이 일어난 것이다. 따라서 이를 예방하기 위해서는 물도 적절히 마셔야 한다.

이와 더불어 순환이 잘 되도록 마사지를 해주는 것도 중요하다. 특히 유방 같은 경우에는 매일 샤워할 때마다 비누칠을 하고 둥글게 원을 그리며 마사지를 하면 세포 건조도 방지할 수 있고 막힌 것도 풀 수 있어 암 예방에 도움이 된다. 마사지를 습관화하면 유방에 생기는 종양을 쉽게 발견할 수 있어 일석이조의 효과가 있다.

몸의 다른 부위도 아래에서 위쪽으로 마사지를 해주면 좋다. 마사지를 하면 순환이 잘 돼서 노폐물을 바로바로 제거할 수 있기 때문에 암을 예방하는 데 어느 정도 도움이 된다. 특히 대장암 같은 경우는 변비로 인해 노폐물이 장에 오래 머무는 것이 원인이 되므로 복부마사지로 변비를 없애는 게 중요하다.

암의 또 다른 원인은 활성산소가 DNA나 세포를 변형시켜 암을 발생시키는 것이다. 따라서 적절한 수분 섭취와 함께 항산화물질이 풍부한 음식을 먹어 활성산소의 폐해를 최소화한다.

암은 유전질환은 아니지만 가족력이 꽤 높은 병이다. 따라서 집 안에 암환자가 있는 경우에는 해당 암에 대한 유전자 검사를 통해 본인에게 암 유전자가 있는지 확인해볼 필요가 있다. 유전자가 있는 경우 식품, 비타민, 미네랄, 생활습관, 운동 등을 통해 예방하도록 하자.

식도암·위암 | 브로콜리, 우유와 요구르트, 양배추, 레티놀이 많은 녹황색 채소

대장암 | 등 푸른 생선, 사과, 요구르트, 식이섬유가 풍부한 식품

간암 | 버섯류, 된장, 비타민 C가 풍부한 과일, 콩

유방암 | 콩, 브로콜리, 토마토

폐암 | 올리브유, 토마토, 순무, 엽산과 비타민 B_{12}이 많은 시금치·브로콜리 등

모든 암에 좋은 음식 | 마늘, 알칼리수

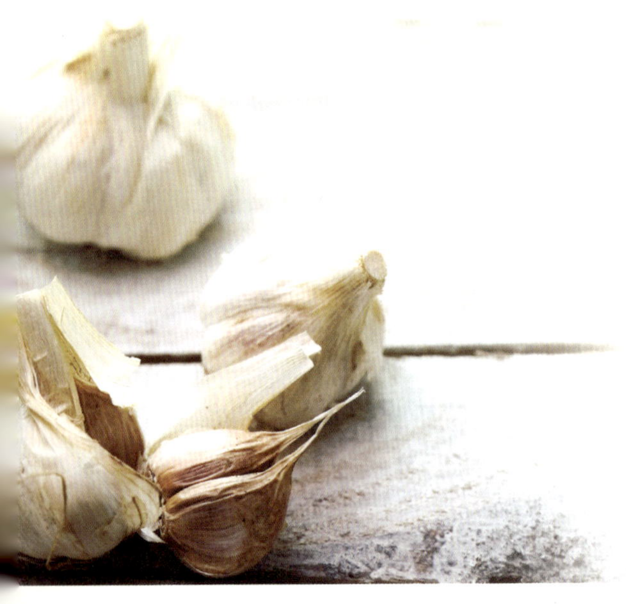

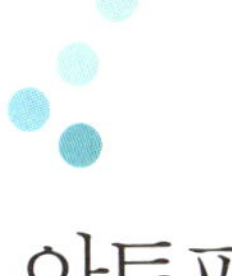

아토피

건조할수록 증세가 심해지는 악순환

부모 중 한쪽이 알레르기를 갖고 있을 경우 자녀에게 알레르기가 생길 확률은 35~50%, 양쪽 부모 모두가 알레르기 질환을 가지고 있다면 자녀에게 알레르기가 생길 확률은 50~70%다. 아토피를 비롯한 알레르기 환자의 상당수가 유전적인 영향을 받고 있는 것이다.

그러나 알레르기가 없는 부모의 아이들도 15% 정도는 알레르기 질환을 앓는다. 새집증후군이나 온도·습도와 같은 환경적 요인, 공해와 냄새·공기·음식 등 알레르기 물질, 납·구리 등 중금속 중독, 철분·아연 등 미네랄 부족, 활성산소 증가, 항산화기능 감소, 스트레스 등이 원인이 되기 때문이다.

아토피는 질병 자체로 인해 건조 현상을 많이 겪는다. 아토피성 피부염으로 피부 각질이 벗겨지면 보호막이 없는 피부 상태가 되어 수분 증발이 심해져서 점점 더 건조해지는 악순환이 일어나는 것이다. 그래서 아토피 환자의 경우 겉으로 보기에는 피부가 발갛고 만지면 뜨거워 보이지만 속은 차기 때문에 자꾸 추위를 타게 된다.

solution 충분한 수분 섭취와 샤워 후 보습제는 필수

충분한 수분 섭취와 더불어 아토피를 없애는 데 도움이 되는 해조류와 클로렐라를 섭취하도록 한다. 근본적인 개선을 위해 아토피의 원인을 분석해 치료한다면 90% 이상 효과를 볼 수 있다. 알레르기의 원인 물질인 알레르겐은 반응 검사를 통해 알

아토피성 피부염으로 피부 각질이 벗겨지면
수분 증발이 심해져서
점점 더 건조해지는 악순환이 일어난다.

수 있다. 알레르겐 시약을 피부에 바른 후 반응을 보는 방법과 혈액검사 두 가지가 있다.

아토피 피부염 환자는 우리의 몸을 보호하는 피부의 1차 방어적인 상피가 상해 있는 상태이기 때문에 수분이 피부를 통해서 다량으로 빠져 나가게 된다. 성인의 경우에는 하루에 최소한 필요한 물의 양인 1.8L 이상을 섭취해야 한다. 더욱이 아토피 환자는 피부의 손상으로 수분이 달아나기 때문에 미지근한 물로 가벼운 샤워를 한 후에 바로 보습제를 발라 수분의 증발을 막는 것이 중요하다. 보습제는 여러 가지가 있지만 해양심층수를 이용한 보습제가 자극도 거의 없고 환자의 대부분에게 잘 맞는 것으로 나타났다.

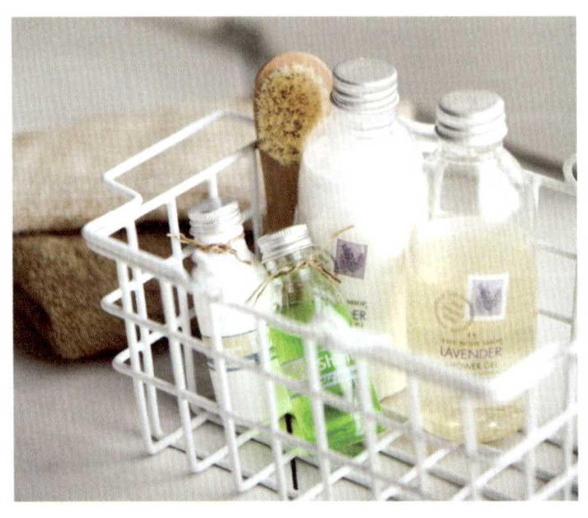

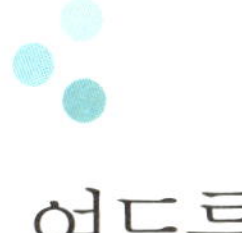

여드름

수분이 부족하면 피지 분비가 왕성해진다

여드름의 원인은 변비나 여성호르몬 감소, 남성호르몬 증가, 스트레스, 잘못된 피부 관리, 면역력 저하 등 다양하다. 피부가 건조해도 여드름이 잘 생긴다. 피부에 수분이 부족하면 피지 분비가 더 왕성해지기 때문이다.

피부의 수분이 모자라면 피부 세포의 신진대사가 떨어지고 노폐물 배출과 영양 공급이 줄어들게 된다. 면역력이 떨어지고 세균의 활동성이 늘어나게 되어 여드름이 심해지는 것이다.

solution 여드름의 원인에 따라 치료한다

여드름 치료를 위해 항생제를 계속 복용하면 항생제에 내성이 생겨 다른 병의 치료까지 방해할 수 있다. 항생제 내성은 세균이 항생제로부터 스스로 자신을 보호할 수 있는 내성을 기른 것으로, 슈퍼 박테리아 같은 것이 생기면 가벼운 폐렴에도 생명을 잃을 수 있다. 따라서 항생제는 바르는 것 외에는 삼가는 것이 좋다.

평소 수분이 부족하지 않도록 물을 충분히 마시고, 너무 잦은 세안은 피부를 건조하게 해서 오히려 피지선을 활성화시킬 수 있으므로 좋지 않다. 여드름도 원인에 따라 치료하는 것이 가장 효과적이다.

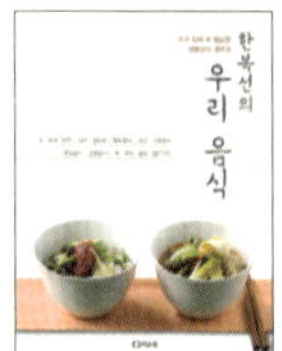

우리집에 꼭 필요한 생활요리 대백과
한복선의 우리음식

신세대 주부들도 쉽게 따라할 수 있는 한국 전통음식 교과서. 가정요리, 명절음식, 궁중음식, 향토음식, 건강요리, 김치·장아찌 등 기본에 충실하면서도 실용적인 요리가 가득 담겨 있다.

한복선 지음 | 304쪽 | 210×255mm | 15,000원

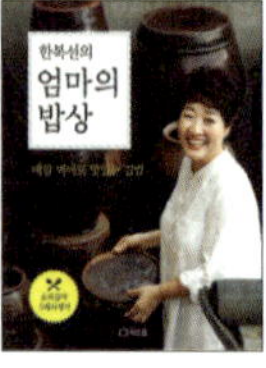

대한민국 대표 요리책
한복선의 엄마의 밥상

최고의 요리전문가 한복선 선생님이 알려주는 엄마 손맛의 비결. 별미반찬, 국·찌개·전골, 한 그릇 한 끼, 우리 집 별식, 김치·장아찌·피클 등 일상요리가 다 들어 있다. 반찬 만들기 기본 테크닉 등도 자세히 소개되어 있다.

한복선 지음 | 280쪽 | 210×265mm | 13,000원

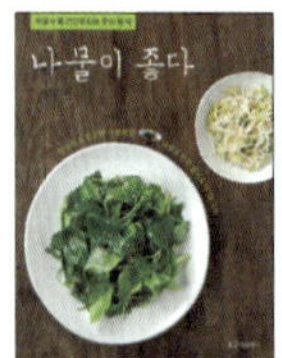

먹을수록 건강해지는 우리 음식
나물이 좋다

기본 나물부터 향토 나물까지 다양한 나물 레시피 78가지를 담았다. 생채와 겉절이, 살짝 데쳐 무치는 무침나물, 양념해 볶는 볶음나물, 나물로 만드는 별미요리 등이 있다. 사계절 제철 나물과 고르기, 손질 요령 등도 정리했다.

리스컴 편집부 | 136쪽 | 210×265mm | 9,800원

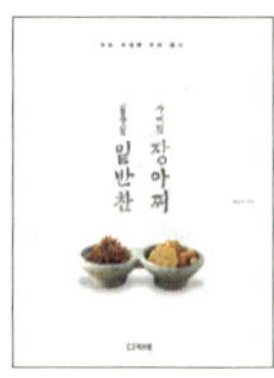

우리 식탁엔 우리 음식
일주일 밑반찬 사계절 장아찌

주부들의 반찬 고민을 덜어주는 밑반찬 요리책. 장조림, 마른반찬, 깻잎장아찌 등 대표 밑반찬과 슬로푸드 장아찌, 새콤달콤한 피클, 입맛 살리는 젓갈 75가지가 담겨 있다. 만들기 쉽고, 전통의 맛을 살린 레시피가 가득하다.

최승주 지음 | 144쪽 | 210×265mm | 9,800원

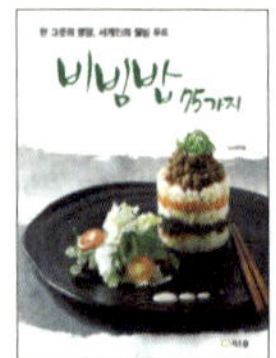

한 그릇의 영양, 세계인의 웰빙 푸드
비빔밥 75가지

한식 세계화의 대표 주자인 비빔밥과 간편한 일품요리 덮밥 75가지를 담았다. 간단하고 빠르게 차릴 수 있는 비빔밥부터 정성을 들여 만든 특별한 비빔밥까지 누구나 쉽게 준비할 수 있도록 돕는다.

전지영 지음 | 192쪽 | 210×275mm | 12,000원

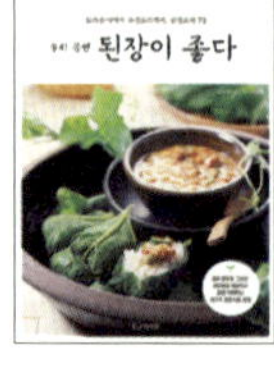

토속음식에서 퓨전요리까지, 된장요리 73
우리 몸엔 된장이 좋다

항암 효과가 뛰어나고 성인병 예방에도 좋은 된장요리책. 국·찌개, 밥반찬, 별미요리, 일품요리, 나토요리 등 현대인의 입맛에 잘 맞는 된장요리 73가지를 담았다. 된장의 효능, 집에서 된장 담그기와 시판 된장 고르기, 여러 가지 된장소스, 된장요리 전문점도 소개한다.

최승주 지음 | 192쪽 | 190×260mm | 13,000원

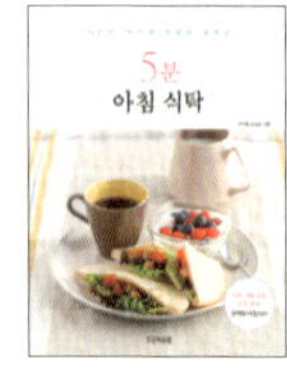

시간은 아끼고 영양은 높이고
5분 아침 식탁

아침밥을 챙기기 어려운 바쁜 현대인들을 위한 간단 아침식사 31가지. 여자영양대학의 교수진이 레시피를 개발해 영양 균형까지 고려했다. 미리 준비하면 좋은 채소 저장식, 가공식품, 소스 등도 함께 넣었다.

여자영양대학 지음 | 120쪽 | 180×230 | 12,000원

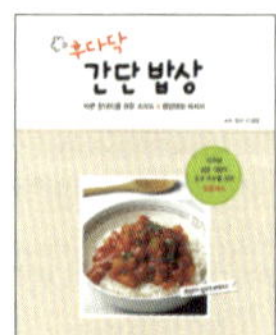

바쁜 현대인을 위한 스피드 & 영양만점 레시피
후다닥 간단 밥상

후다닥 만들어 즐길 수 있는 요리들을 모은 책. 손님상, 다이어트식, 간식 등 싱글남녀와 맞벌이 부부에게 유용한 184가지 영양만점 레시피와 요리 노하우가 담겨 있다.

김경미 지음 | 224쪽 | 190×245mm | 13,000원

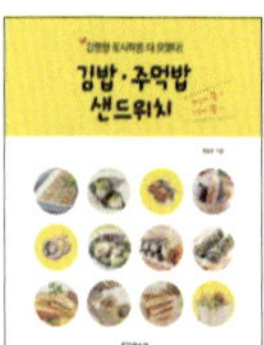

간편한 도시락은 다 모였다!
김밥·주먹밥·샌드위치

만들기 쉽고, 먹기 편한 도시락 메뉴 78가지를 소개한 책. 김밥, 주먹밥, 초밥, 캘리포니아롤, 샌드위치 등이 모두 들어 있다. 밥 짓기, 양념하기, 김밥 말기, 배합초 버무리기 등 기초 테크닉도 꼼꼼하게 알려준다.

최승주 지음 | 184쪽 | 190×245mm | 12,000원

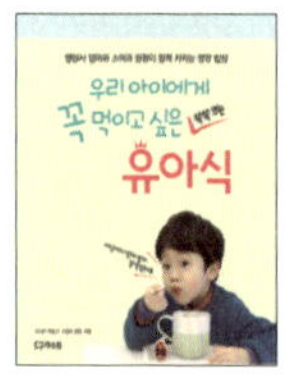

영양사 엄마와 소아과 원장이 함께 차리는 영양 밥상
우리 아이에게 꼭 먹이고 싶은 유아식

영양사 출신의 엄마와 소아과 원장이 함께 소중한 우리 아이를 위한 맛깔 나는 영양 만점 유아식을 완성했다. 아이의 건강을 위해 꼭 필요한 반찬부터 생일상 차리기까지 완벽한 유아식 레시피 120가지를 골고루 담았다.

박효선 서정호 지음 | 256쪽 | 190×230mm | 13,000원

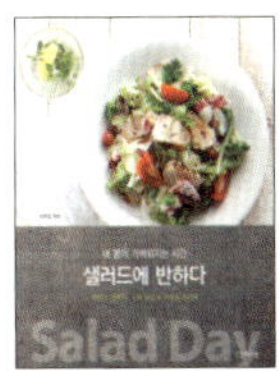

내 몸이 가벼워지는 시간
샐러드에 반하다

한 끼 샐러드, 도시락 샐러드, 저칼로리 샐러드, 곁들이 샐러드 등 쉽고 맛있는 샐러드 레시피 56가지를 한 권에 담았다. 다양한 맛의 45가지 드레싱과 각 샐러드의 칼로리, 건강한 샐러드를 위한 정보도 함께 들어 있어 다이어트에도 도움이 된다.

장연정 지음 | 168쪽 | 210×256mm | 12,000원

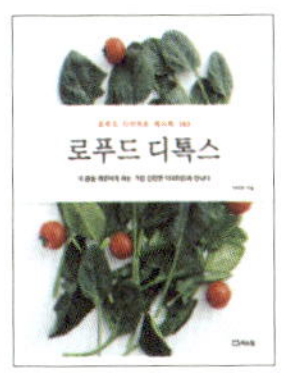

로푸드 다이어트 레시피 103
로푸드 디톡스

로푸드는 체내의 독소를 제거하고 면역력을 높여 자연스럽게 다이어트까지 이어지도록 한다. 로푸드 레시피 103개와 주스 펄프 사용법, 활용도 만점 드레싱 등 응용 레시피도 수록돼 있어 로푸드가 낯선 사람도 어렵지 않게 시작할 수 있다.

이지연 지음 | 216쪽 | 210×265mm | 12,000원

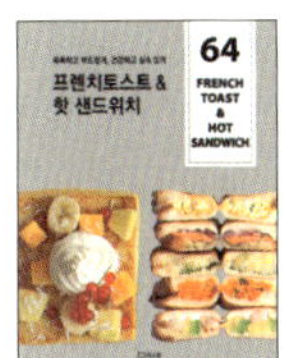

촉촉하고 부드럽게, 건강하고 실속 있게
프렌치토스트 & 핫 샌드위치

한 끼 식사로, 간식으로 좋은 프렌치토스트와 핫 샌드위치 64가지를 소개한다. 정통 레시피부터 색다른 맛, 시판 음식을 이용한 레시피까지 간단하고 맛있는 메뉴가 가득하다. 토핑과 속재료가 한눈에 들어와 누구나 쉽게 만들 수 있다.

미나구치 나호코 지음 | 112쪽 | 180×230mm | 11,200원

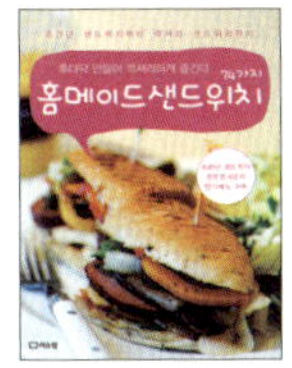

후다닥 만들어 럭셔리하게 즐긴다
홈메이드 샌드위치 74가지

초보자들도 쉽게 만들 수 있는 메뉴부터 전문점 못지않은 럭셔리한 종류까지 74가지의 다양한 샌드위치를 스피드 샌드위치, 럭셔리 샌드위치, 전문점 인기 샌드위치 등으로 나누어 소개한 책.

안영숙 지음 | 140쪽 | 190×260mm | 8,500원

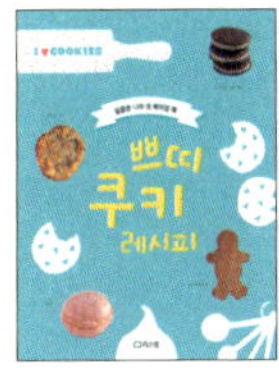

달콤한 나의 첫 베이킹 북
쁘띠 쿠키 레시피

플레인 쿠키, 초코 쿠키, 팬시 쿠키, 과일 쿠키, 매운 쿠키, 견과 쿠키 등 달콤한 쿠키 레시피 50개가 들어 있다. 베이킹을 처음 하는 초보자도 쉽게 따라할 수 있는 간단한 레시피로 구성되어 있으며, 응용할 수 있는 팁도 함께 넣었다.

스테이시 아디만도 지음 | 120쪽 | 170×220mm | 12,000원

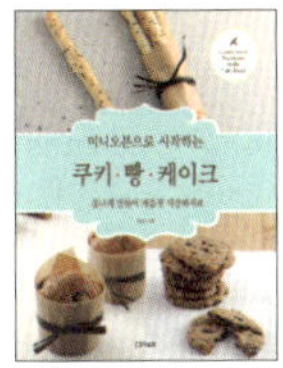

미니오븐으로 시작하는
쿠키·빵·케이크

초보자를 위한 미니오븐 베이킹 레시피 50가지. 바삭한 쿠키와 담백한 스콘, 다양한 머핀과 파운드케이크, 폼 나는 케이크와 타르트, 누구나 좋아하는 인기 빵까지 모두 담겨 있다. 베이킹을 처음 시작하는 사람에게 안성맞춤이다.

고상진 지음 | 144쪽 | 210×256mm | 12,000원

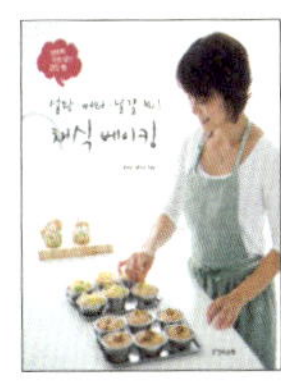

설탕 · 버터 · 달걀 No!
채식 베이킹

맛있고 아토피 걱정 없는 '안심' 베이킹 레시피 북. 한 끼 식사로 손색없는 파운드케이크와 먹기 좋은 크기의 머핀, 스콘, 쿠키, 오븐이 필요 없는 팬케이크와 크레이프 등 누구나 좋아하는 건강 빵과 과자가 가득하다.

후지이 메구미 지음 | 104쪽 | 210×256mm | 9,500원

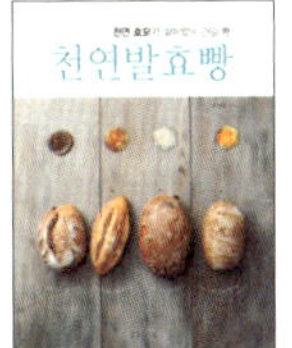

천연 효모가 살아있는 건강 빵
천연발효빵

맛있고 몸에 좋은 천연발효빵을 소개한 책. 단순한 홈베이킹의 수준을 넘어 건강한 빵을 찾는 웰빙족을 위해 과일, 채소, 곡물 등으로 만드는 천연 발효종 20가지와 천연 발효종으로 굽는 건강빵 레시피 62가지를 담았다.

고상진 지음 | 200쪽 | 210×275mm | 13,000원

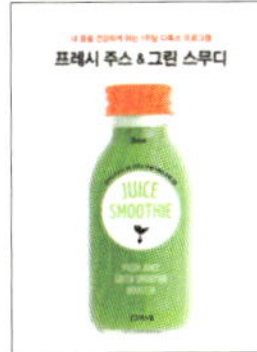

내 몸을 건강하게 하는 1주일 디톡스 프로그램
프레시 주스 & 그린 스무디

신선한 과일과 채소로 만든 66가지 주스 레시피를 담은 책. 주스뿐만 아니라 재료의 영양이 살아있는 스무디, 원기를 충전해주는 부스터 샷까지 있어 건강과 맛을 동시에 챙길 수 있다.

펀 그린 지음 | 164쪽 | 170×340mm | 12,000원

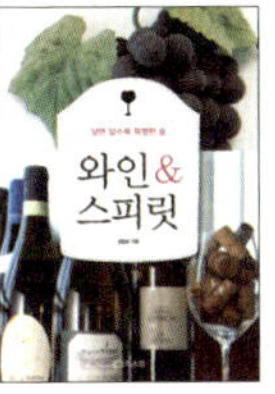

알면 알수록 특별한 술
와인 & 스피릿

포도의 품종과 지역별 특징부터 고르는 법, 라벨 읽는 법, 마시는 법까지 와인의 모든 것을 자세히 알려주는 지침서. 소믈리에가 추천한 100가지 와인 리스트는 초보자도 와인을 성공적으로 고를 수 있도록 도와준다.

김일호 지음 | 216쪽 | 152×225mm | 12,000원

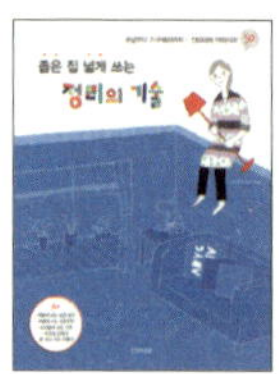

수납부터 가구배치까지… 인테리어 아이디어 50
좁은 집 넓게 쓰는 정리의 기술

좁은 집, 좁은 방을 좀 더 넓게 쓰고 싶은 사람을 위한 인테리어 책. 인테리어 전문가인 저자가 실제 사례를 바탕으로 집 안을 넓고 예쁘게 바꾸는 방법 50가지를 제안한다. 정리정돈부터 가구배치, 소품배열 등 인테리어 테크닉이 가득 담겨 있다.

카와카미 유키 지음 | 136쪽 | 170×220mm | 12,000원

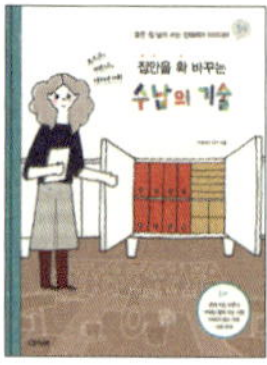

좁은 집 넓게 쓰는 인테리어 아이디어 54
집안을 확 바꾸는 수납의 기술

집 안을 어지럽히는 물건들을 쉽고 효율적으로 정리하는 수납 아이디어 북. 인테리어 전문가인 저자가 실제 사례를 바탕으로 다양한 상황에 적용할 수 있는 수납의 기술을 알려준다. 수납 방법을 한눈에 알 수 있는 그림이 특징이다.

카와카미 유키 지음 | 136쪽 | 170×220mm | 11,200원

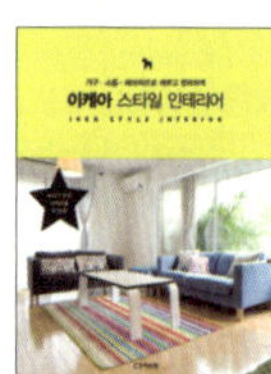

가구, 소품, 패브릭으로 예쁘고 편리하게
이케아 스타일 인테리어

심플하고 실용적인 디자인의 이케아 가구, 소품, 패브릭으로 집 안을 개성 있고 살기 편하게 꾸민 집들을 소개한다. 예쁘고 정돈된 집, 소품으로 포인트를 준 집, 패브릭으로 개성을 살린 집, 꿈이 가득한 아이 방 등 아이디어들이 가득하다.

안미현 옮김 | 128쪽 | 210×275mm | 12,000원

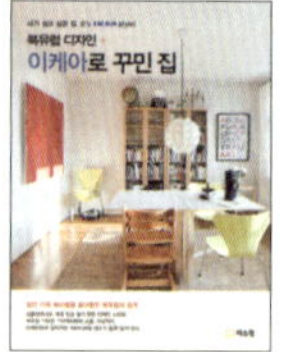

내가 살고 싶은 집, It's IKEA style!
북유럽 디자인＋이케아로 꾸민 집

심플하고 기능적인 이케아 제품으로 꾸민 북유럽 스타일의 인테리어 책. 가구에서부터 소품, 수납까지 이케아만의 아이디어와 센스가 듬뿍 담겨 있다. 살기 편하고 개성 넘치는 인테리어 감각을 배울 수 있다.

이예린 옮김 | 120쪽 | 210×275mm | 12,000원

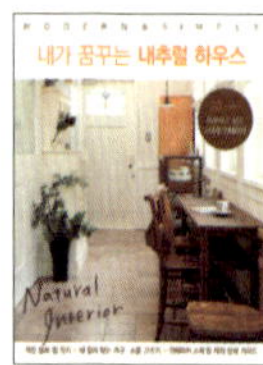

Modern & Simple
내가 꿈꾸는 내추럴 하우스

천연소재로 집을 짓고 꾸민 내추럴 하우스 20곳을 프렌치, 모던, 심플 세 가지 스타일로 소개한다. 가족 구성을 고려한 설계부터 마감재, 가구, 소품 연출까지 편안한 내추럴 인테리어 노하우가 자세히 담겨 있다.

주부의벗 편집부 지음 | 156쪽 | 210×257mm | 11,200원

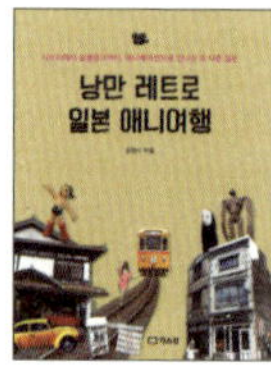

지브리에서 슬램덩크까지,
애니메이션으로 만나는 또 다른 일본
낭만 레트로 일본 애니여행

애니메이션에 등장하는 장소와 만화가들의 흔적을 찾아보는 신개념 테마 여행. 남녀노소 누구나 좋아하는 일본의 애니메이션 포인트 11곳을 담았다. 여행지 정보와 주변 관광지도 함께 소개해 처음 방문하는 사람이라도 즐겁게 떠날 수 있다.

윤정수 지음 | 208쪽 | 138×190mm | 12,000원

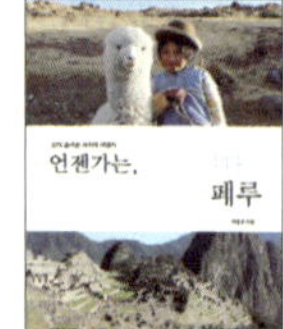

신이 숨겨둔 마지막 여행지
언젠가는, 페루

천혜의 자연과 유구한 역사가 한데 어우러진 낭만의 여행지 페루. 수도 리마, 와카치나 사막, 쿠스코, 마추픽추, 티티카카 호수, 그리고 숨겨진 역사, 경제, 문화 등 페루 여행의 모든 것을 한 권의 책에서 만난다.

이승호 지음 | 240쪽 | 146×205mm | 13,000원

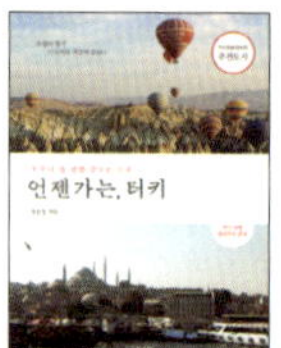

누구나 한 번쯤 꿈꾸는 그곳
언젠가는, 터키

터키 여행 에세이 겸 가이드북. 신비로움을 간직한 도시 이스탄불, 웅장한 자연경관에 놀라게 되는 파묵칼레와 카파도키아, 여유로움을 만끽할 수 있는 지중해… 터키 여행의 모든 것을 한 권에 담았다.

장은정 지음 | 264쪽 | 146×205mm | 13,000원

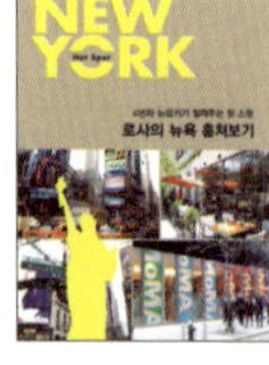

6년차 뉴요커가 알려주는 핫 스팟
로사의 뉴욕 훔쳐보기

6년차 뉴요커가 소개하는 뉴욕 여행책. 뉴욕을 테마별로 나누어 여행 목적에 맞게 계획을 짤 수 있다. 또한 저자가 알려주는 뉴요커들만 알고 있는 이벤트, 문화 등을 즐기다 보면 뉴요커가 된 기분을 느낄 수 있을 것이다.

김로사 지음 | 328쪽 | 146×205mm | 13,000원

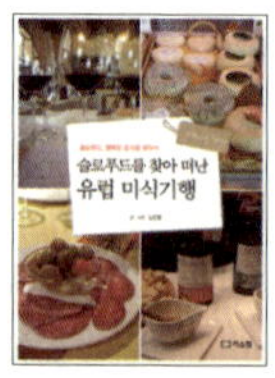

슬로푸드, 행복한 음식을 찾아서
슬로푸드를 찾아 떠난 유럽 미식기행

명품 가방 대신 25년산 발사믹 식초를 챙기는 저자 노민영이 오감으로 체험한 유럽 음식문화 여행기. 다채로운 음식문화를 자랑하는 유럽에서 시골 할머니의 손맛부터 스타 셰프의 솜씨까지 맛보고 느낀 특별한 이야기를 풀어냈다.

노민영 지음 | 296쪽 | 148×210mm | 13,000원

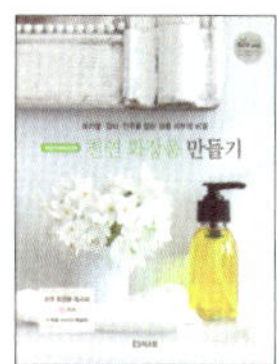

트러블·잡티·잔주름 없는 명품 피부의 비결

홈메이드 천연화장품 만들기

피부를 건강하고 아름답게 만들어주는 홈메이드 천연화장품 레시피 북. 클렌저, 로션, 세럼, 팩, 보디 케어 제품, 비누, 목욕용품 등 고급스럽고 내추럴한 천연화장품 35가지가 담겨 있다. 단계별 사진과 함께 자세히 설명되어 있어 누구나 쉽게 만들 수 있고, 사용법도 친절하게 알려준다.

카렌 길버트 지음 | 152쪽 | 190×245mm | 13,000원

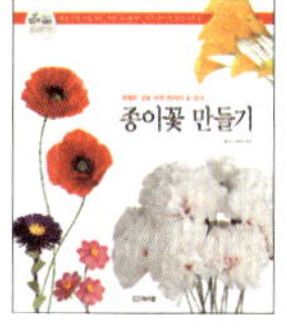

특별한 날을 위한 25가지 꽃 장식

종이꽃 만들기

진짜 꽃보다 더 진짜 같은 종이꽃 25가지가 담겨 있다. 상세한 과정 사진과 실제 크기의 도안이 수록되어 있어 누구나 쉽게 만들 수 있다. 별다른 도구 없이도 자르고 붙이기만 하면 나만의 종이꽃이 완성된다. 선물 포장, 부케, 파티 장식, 인테리어 등 생활 속에서 다양하게 활용할 수 있다.

제퍼리 루델 지음 | 144쪽 | 193×215mm | 13,000원

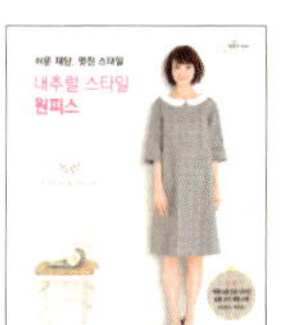

쉬운 재단, 멋진 스타일

내추럴 스타일 원피스

직접 만들어 예쁘게 입는 27가지 스타일 원피스. 모든 원피스마다 단계별, 부위별로 자세한 과정을 일러스트로 설명해준다. S, M, L 사이즈로 나뉜 실물 크기 패턴도 함께 수록되어 있어 재봉틀을 처음 배우는 초보자라도 뚝딱 만들 수 있다.

부티크 지음 | 112쪽 | 210×256mm | 10,000원

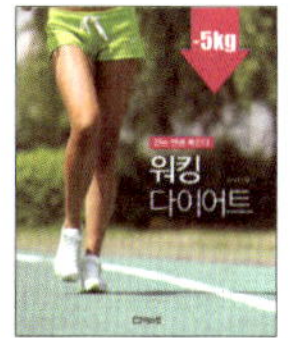

걷는 만큼 빠진다

워킹다이어트

슈퍼모델이자 퍼스널 트레이너인 김사라가 제안하는 걷기 다이어트 프로그램. 준비부터 기본자세, 운동 전후의 관리 등 걷기 다이어트의 모든 것을 알려준다. 전국의 걷기 좋은 곳도 소개되어 있다.

김사라 지음 | 136쪽 | 182×235mm | 12,000원

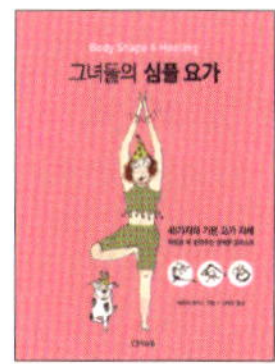

Body Shape & Healing

그녀들의 심플 요가

몸매도 가꾸고 정신적, 신체적 증상도 치유하는 요가 자세를 알려주는 책. 탄력 있는 몸매, 스트레스 해소, 건강, 치유, 해독, 심리 안정 등에 효과 있는 48가지 자세를 소개한다. 심플한 구성과 정확하고 상세한 그림 설명이 특징이다.

에이미 루이스 지음 | 136쪽 | 170×220mm | 12,000원

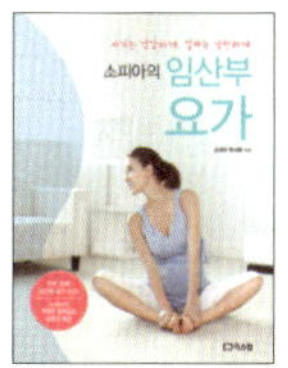

아기는 건강하게, 엄마는 날씬하게

소피아의 임산부 요가

임산부의 건강과 몸매 유지를 위해 슈퍼모델이자 요가 트레이너인 박서희가 제안하는 맞춤 요가 프로그램. 임신 개월 수에 맞춰 필요한 동작을 자세히 소개하고, 통증을 완화하는 요가, 커플 요가, 산후 요가 등도 담았다. 30분 요가 프로그램 DVD도 있다.

박서희 지음 | 176쪽 | 182×235mm | 12,000원

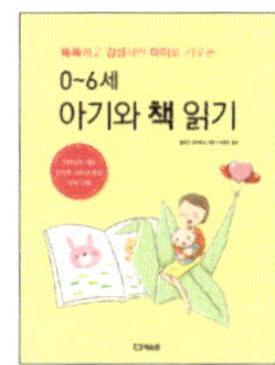

똑똑하고 감성적인 아이로 키우는

0~6세 아기와 책 읽기

태아 때부터 영유아기까지 아이의 나이와 상황에 맞는 책 읽기와 이야기 만들기, 아이와 교감하며 책 읽는 기술 등을 알려준다. 독서 지도 전문가가 추천하는 책들을 물론, 내 아이를 주인공으로 하는 맞춤 이야기들도 소개되어 있다.

앨리슨 데이비스 지음 | 112쪽 | 190×260mm | 10,000원

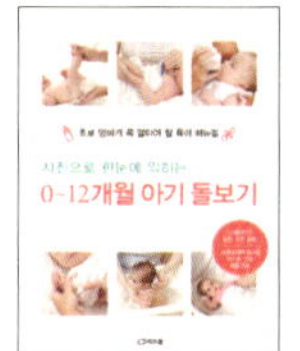

초보 엄마가 꼭 알아야 할 육아 매뉴얼

사진으로 한눈에 익히는
0~12개월 아기 돌보기

초보 엄마 아빠에게 꼭 필요한 육아 가이드 북. 출생 후 12개월까지 안아주기, 수유하기, 기저귀 갈기, 달래기, 목욕시키기 등 아이 돌보기의 모든 것이 풍부한 사진과 함께 상세히 설명되어 있어 쉽게 따라 할 수 있다.

프랜시스 윌리엄스 지음 | 112쪽 | 190×260mm | 10,000원

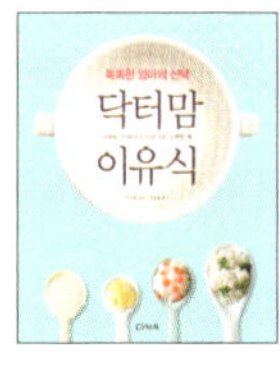

똑똑한 엄마의 선택

닥터맘 이유식

생후 4개월부터 36개월까지 단계별로 꼭 필요한 영양을 담은 건강 이유식 레시피. 미음부터 죽, 진밥, 덮밥, 국수, 샐러드, 국, 반찬 등 다양한 이유식과 유아식을 담았다. 차근히 따라 하면 건강하고 튼튼하게 키울 수 있다.

닥터맘 지음 | 216쪽 | 190×230mm | 13,000원

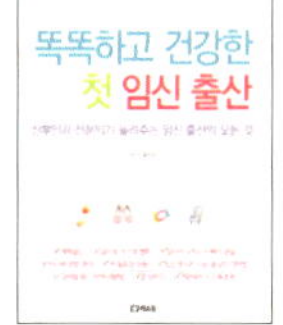

산부인과 의사가 들려주는 임신 출산의 모든 것

똑똑하고 건강한 첫 임신 출산

임신 전 계획부터 산후조리까지 현대를 살아가는 임신부를 위한 똑똑한 임신 출산 교과서. 20년 산부인과 전문의가 인터넷 상담, 방송 출연 등을 통해 알게 된, 임신부들이 가장 궁금해하는 것과 꼭 알아야 것들을 알려준다.

김건오 지음 | 304쪽 | 190×230mm | 15,000원

유익한 정보와 다양한 이벤트가 있는
리스컴 블로그로 놀러 오세요!

홈페이지 www.leescom.com
맛있는 책 카페 cafe.naver.com/leescom
리스컴 블로그 blog.naver.com/leescomm

물로 10년
더 **건강**하게
사는 법

지은이 | 이승남

사진 | 선우형준
일러스트 | 지성숙

편집 | 김연주 조유진 양한주
디자인 | 권원영 김지혜 이준형
영업관리 | 장기봉 박태은
마케팅 | 황기철 신다빈

출력 ·인쇄 | 금강인쇄(주)

펴낸이 | 이진희
펴낸곳 | (주)리스컴

초판 1쇄 | 2015년 2월 16일
초판 2쇄 | 2015년 6월 8일

주소 | 서울시 강남구 언주로134길 11-5
전화번호 | 02-540-5192(경영관리부)
　　　　02-540-5193, 02-544-5944(마케팅부)
　　　　02-544-5922, 5933(편집부)
　　　　02-544-5934(미술부)
FAX | 02-540-5194
등록번호 | 제2-3348

ISBN 979-11-5616-032-8 13510
책값은 뒤표지에 있습니다.